ÉDUCATION DE LA CROISSANCE

EXERCICES MÉTHODIQUES

Appliqués au Traitement préventif et curatif

DE LA

SCOLIOSE DES ADOLESCENTS

Avec 32 Figures dans le texte

PAR

Le Dr Ch. VERMEULEN
Co-Directeur de l'*Institut de Mécanothérapie de Paris*,
Chargé du Service de Mécanothérapie au nouvel Établissement thermal de Vichy.

PARIS
Librairie STEINHEIL, Editeur
2, rue Casimir-Delavigne, 2

1904

ÉDUCATION
DE LA CROISSANCE

EXERCICES MÉTHODIQUES

Appliqués au Traitement préventif et curatif

DE LA

SCOLIOSE DES ADOLESCENTS

Avec 32 Figures dans le texte

PAR

Le Dr Ch. VERMEULEN

Co-Directeur de l'*Institut de Mécanothérapie de Paris*,
Chargé du Service de Mécanothérapie au nouvel Etablissement thermal de Vichy.

INSTITUT DE MÉCANOTHÉRAPIE DE PARIS
32, rue Notre-Dame-des-Victoires
(Place de la Bourse)

1904

Cette étude est le développement d'un travail sur le même sujet fait en collaboration avec M. le Professeur Paul Berger, *membre de l'Académie de Médecine, pour son ouvrage magistral sur la* Chirurgie Orthopédique, *qui paraîtra prochainement à la librairie Steinheil, éditeur.*

En appelant spécialement l'attention du médecin sur la nécessité de surveiller la croissance de l'enfant, nous avons résumé ici les principes du traitement préventif et curatif de la **scoliose des adolescents** *et décrit les procédés que nous employons dans notre Institut de Mécanothérapie de Paris, ainsi que dans le service de Mécanothérapie que la Compagnie Fermière de Vichy a créé dans son nouvel Etablissement et dont elle nous a confié la direction.*

ÉDUCATION DE LA CROISSANCE

EXERCICES MÉTHODIQUES

I

Gymnastique pédagogique

La gymnastique pédagogique est basée sur la sélection des exercices corporels qui conviennent à l'individualité de chaque enfant, à son âge, à sa constitution et à ses forces physiques. Elle a pour but le développement régulier du sujet. Ses procédés sont des mouvements de douceur et de précision, excluant tout athlétisme, toute acrobatie ou tour de force.

S'il est vrai que la croissance de l'enfant se poursuit d'après un type héréditaire, il se produit assez fréquemment, néanmoins, des retards ou des excès de croissance, dus à des causes accidentelles, qui font que les enfants d'une même famille aboutissent à une taille et une conformation toutes différentes.

La science, qui est la négation de toute idée de fatalité, recherche, tout à la fois, les causes qui peuvent troubler l'harmonie de la croissance et les moyens destinés à les combattre.

La physiologie, qui nous a fait connaître le lien qui rattache la structure anatomique de l'organe à sa fonction et la chimie biologique, qui nous apprend à exprimer, par une mesure, aussi bien les manifestations physiologiques de la vie organique que ses altérations pathologiques, sont devenues les bases de l'hygiène rationnelle de la croissance.

Elles nous ont enseigné que l'exercice méthodique peut devenir, et cela surtout chez l'enfant, le plus puissant modificateur des fonctions vitales telles que la respiration, la circulation et la digestion, à la condition qu'il soit en harmonie avec les conditions individuelles et momentanées du sujet et dirigé par des mains habiles et expérimentées.

Irrégularité de la croissance.

La croissance de l'enfant se mesure par le rapport qui existe entre l'âge, la taille et le poids.

Les graphiques de la Fig. 1 indiquent les moyennes de taille et de poids pour fillettes et garçons, à partir de la deuxième dentition jusqu'à la fin de la puberté ; il ne suffit donc pas de mesurer la taille de l'enfant, il faut, en même temps, prendre son poids et contrôler si celui-ci correspond à la taille acquise.

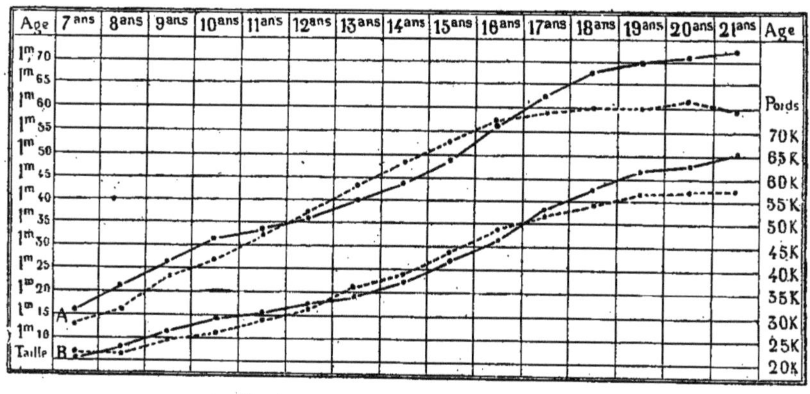

A taille ; B poids ; ——— garçons ; .... filles.

Fig. 1. — Tableau d'Axel Key.

I. — Excès de croissance

Les excès de croissance se caractérisent par un déséquilibre entre la taille et le poids ; ainsi, lorsqu'une fillette de 13 ans, dont la taille moyenne est de 1m44, mesure déjà 1m54, il faut que son poids soit en rapport avec la taille, c'est-à-dire 44 kilos. Dans les excès de croissance, le poids est, en général, en dessous de la normale, et cela parce que le développement du système musculaire n'a pu marcher de pair avec celui du squelette.

Les exercices pédagogiques visant l'harmonie du développement physique sont particulièrement indiqués à ces enfants, chez lesquels existe souvent une vulnérabilité plus grande du système osseux et une impotence musculaire relative, qui les exposent davantage aux déviations de la taille.

Dans les excès de croissance, le développement du thorax exige une attention spéciale et doit être contrôlé par la mensuration de ses contours à différents niveaux.

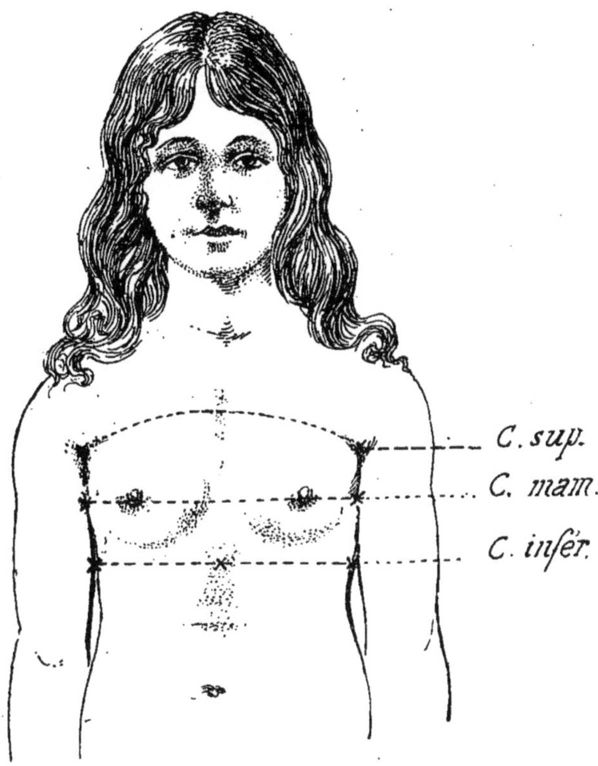

Fig. 2. — Contours thoraciques.

La Fig. 2 montre les contours thoraciques qui nous servent comme points de repère ; le contour supérieur axillaire, passant en dessous des bras et remontant le long du deuxième espace intercostal, doit toujours être le plus grand. Dans les excès de croissance, le développement du thorax s'est plutôt fait en longueur qu'en profondeur. Chez ces enfants, la poitrine n'est pas assez bombée ; le contour axillaire est égal, inférieur même au contour mamillaire ; l'attitude qu'ils adoptent généralement est caractéristique : ils portent la tête en avant ; les épaules, au lieu d'être reportées en arrière, s'écartent et s'avancent, ce qui les fait comparer aux ailes de pigeon ; la partie supérieure du thorax, d'où dépend le développement des sommets des poumons, est aplatie, et la diminution de capacité respiratoire qui en résulte, explique l'aspect pâle et anémié qu'on observe fréquemment dans les excès de croissance.

II. — Retard de croissance

Les os longs sont composés, durant la croissance, d'une tige centrale, aux extrémités de laquelle deux coussinets hémisphériques sont accolés au moyen de ce qu'on appelle le cartilage de conjugaison. L'accroissement des os en longueur est le résultat de l'apport incessant de nouvelles couches osseuses formées dans ces cartilages; la croissance a atteint son terme définitif lorsque ces couches ostéogènes ont disparu en s'ossifiant elles-mêmes complètement.

La radiographie nous fournit actuellement le moyen de constater sûrement l'existence du cartilage de conjugaison : les rayons X traversant facilement ces couches, moins denses que le tissu osseux, celles-ci se dessinent, sur l'épreuve radiographique, en lignes plus pâles, très nettes, appelées lignes épiphysaires.

Ainsi, chez tout enfant ayant une taille au-dessous de la moyenne, nous devons commencer par nous assurer si la croissance est définitive, ou s'il ne s'agit que d'un arrêt, qui laisse la possibilité de la reprise d'une croissance.

Pour cela, il suffira de prendre une épreuve radiographique de la main avec le poignet : si les lignes épiphysaires ont complètement disparu, la croissance est définitivement fixée; lorsqu'elles existent encore, une reprise de croissance est non seulement possible, mais même certaine, si les moyens de la réveiller sont employés judicieusement.

La Fig. 3 montre la main d'un enfant de 14 ans chez lequel l'arrêt de croissance est définitif, parce que toute trace des lignes épiphysaires a disparu.

La main représentée par la fig. 4 est celle d'un jeune homme de 19 ans, ayant une taille de 1^{m} 42, chez lequel la croissance a été interrompue par un trouble de nutrition — l'hypérazoturie — mais l'intégrité des lignes épiphysaires nous garantit que cette croissance reprendra, sous l'influence d'un traitement approprié à cette pathogénie spéciale.

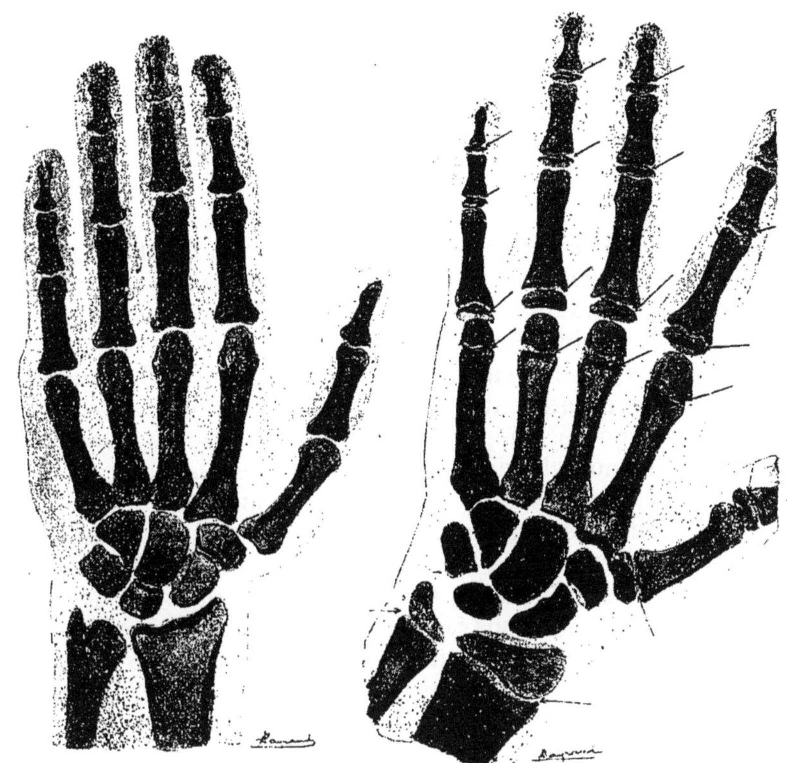

Fig. 3. — Main d'un enfant de 14 ans. Les cartilages de conjugaison sont ossifiés. Arrêt définitif de la croissance. — Rachitisme.

Fig. 4. — Main d'un jeune homme de 19 ans. Les flèches indiquent les cartilages de conjugaison. — Retard de croissance par hypérazoturie.

Dans les retards de croissance, la prédisposition héréditaire joue un grand rôle, sans avoir cependant l'importance qu'on a l'habitude d'y attacher. Certes, les enfants nés de parents de taille moyenne ou petite, ne sont pas menacés de gigantisme; mais on aurait tort de les croire voués fatalement à subir le même sort; car les causes qui ont entravé chez les parents le plein développement du squelette, pourront souvent être évitées chez les enfants.

Les causes les plus fréquentes qui retardent ou empêchent le développement normal du squelette, sont le *rachitisme* et le *myxœdème*, qui se montrent souvent sous des formes frustes pouvant échapper facilement à un examen peu approfondi ; l'*hyperazoturie*, le *paludisme*, les maladies chroniques des organes digestifs, telles que les *dyspepsies*, la *dilatation de l'estomac*, l'*entérite chronique*, etc.

*
* *

Les exercices méthodiques d'allongement, d'extension forcée et le massage seront les auxiliaires indispensables au traitement spécial qui s'adaptera le mieux à la pathogénie de chaque cas et dont les principaux éléments sont le régime alimentaire (décoctions de céréales), les préparations thyroïdiennes, l'extrait de glande pituitaire, les bains statiques avec effluves, etc. — L'opothérapie, par les extraits du corps thyroïde est même devenue classique, depuis les intéressants travaux de notre confrère et ami le docteur Hertoghe (1).

Dans son remarquable mémoire sur l'énergie de croissance (2), le docteur Springer a formulé des indications précises et certaines contre-indications au sujet de l'emploi des décoctions de céréales et, en nous faisant connaître le rôle important que jouent les lécithines végétales dans les retards de croissance, il insiste, d'autre part, sur la nécessité d'associer toujours la gymnastique méthodique à ce procédé d'alimentation.

*
* *

Voici les principaux exercices de la gymnastique pédagogique appliquée au développement de la croissance normale.

---

(1) E. Hertoghe. — *De l'influence des produits thyroïdiens sur la croissance.* — Bulletin de l'Académie royale de médecine de Belgique, 1895-1897.

(2) M. Springer. — *L'énergie de croissance.*

Exercices de croissance.

A. — EXERCICES D'ASSOUPLISSEMENT

I. — Flexion en avant du buste et redressement (fig. 5.)

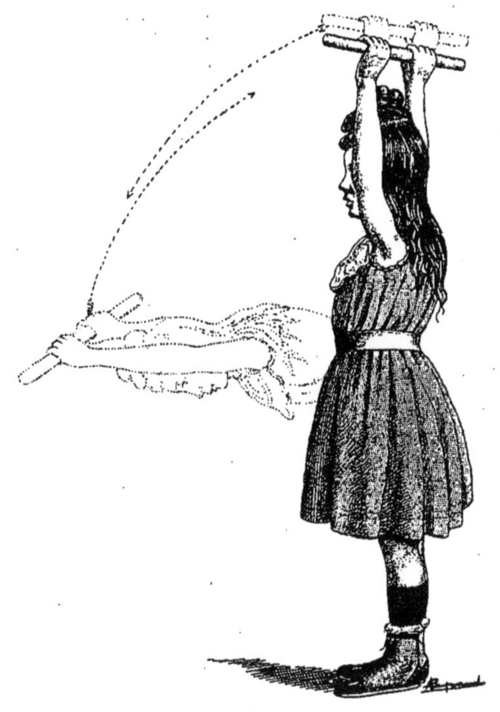

Fig. 5.

1er Temps. — Extension verticale des bras avec le bâton de gymnastique ; — inspiration prolongée et allongement du buste.

2e Temps. — Flexion du buste ; — les bras tendus restent, autant que possible, dans le prolongement du buste ; — expiration prolongée.

3e Temps. — Redressement et retour au premier temps.

II. — Flexion latérale du buste (fig. 6.)

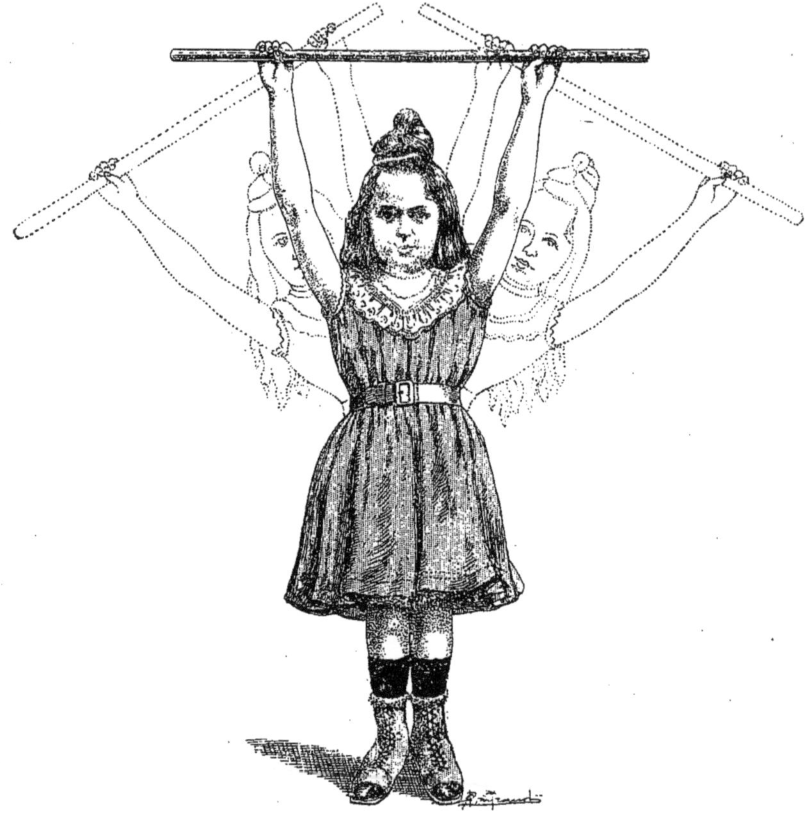

Fig. 6.

1er TEMPS. — Extension verticale des bras avec le bâton de gymnastique ; — inspiration prolongée et allongement du buste.

2e TEMPS. — Flexion latérale du buste à droite.

3e TEMPS. — Flexion latérale du buste à gauche.

III. — Torsion du buste (fig. 7.)

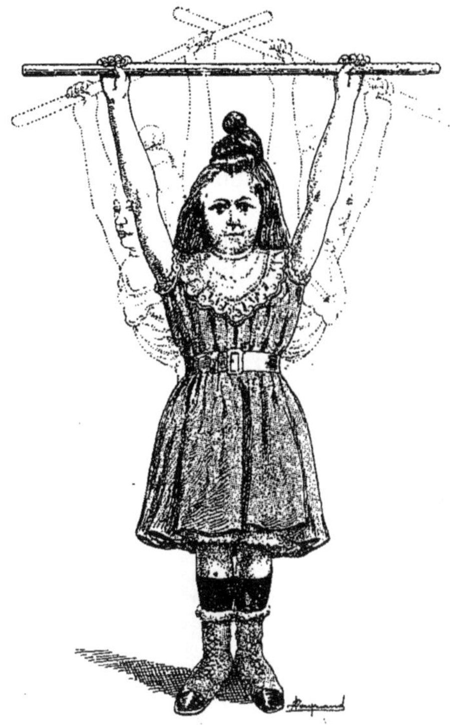

Fig. 7.

1er Temps. — Allongement du buste par extension verticale des bras.

2e Temps. — Torsion du buste à droite.

3e Temps. — Torsion du buste à gauche.

IV. — Flexion des jambes.

1er Temps. — Allongement du buste par extension verticale des bras.

2e Temps. — Flexion des genoux.

3e Temps. — Extension des genoux.

B. — EXERCICES RESPIRATOIRES.

Les mouvements de la respiration, essentiellement automatiques, peuvent être réglés par la volonté et deviennent alors un exercice actif, dont nous pouvons régler le rythme et l'intensité. Dans la respiration *active*, on peut exercer alternativement, tantôt l'inspiration, tantôt l'expiration. Enfin, il est possible de faire prévaloir le mouvement respiratoire sur une moitié de la cage thoracique.

L'expansion thoracique peut aussi être produite par des procédés manuels ou mécaniques qui la rendent *passive*.

I. — Circumduction des bras. — Inspiration active, expiration passive.

Le sujet prend la position du soldat sans armes et tient dans chaque main un léger haltère (fig. 8).

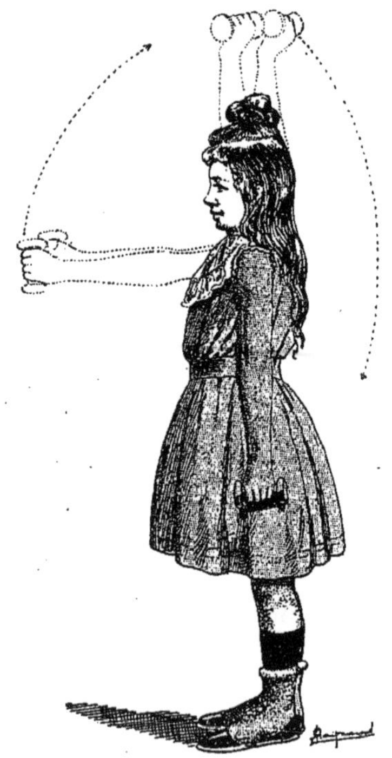

Fig. 8.

1er Temps. — Porter les bras tendus sur la ligne horizontale, de telle façon que les deux haltères se touchent.

2e Temps. — Elévation verticale des bras ; — inspiration.

3e Temps. — Ecarter les bras et les ramener autant que possible en arrière, jusqu'à ce qu'ils reviennent le long du corps ; — expiration.

II. — Abaissement actif des bras. — Inspiration passive, expiration active.

Cet exercice se fait au moyen de l'appareil mécanothérapique représenté par la figure 9.

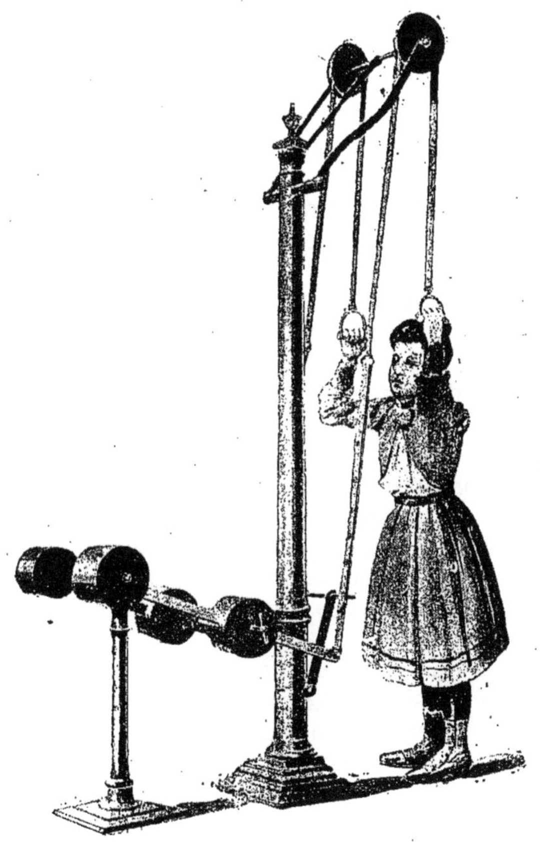

Fig. 9. — Flexion active des bras.

L'appareil se compose d'un pilier vertical dont le sommet, en forme de fourche, supporte une paire de disques en bois, sur lesquels glissent deux courroies qui sont reliées à deux tiges métalliques graduées et chargées d'un poids mobile, contrebalancé par un poids fixe. Le zéro de la graduation est le point auquel les deux poids qui chargent les tiges sont en parfait équilibre. En déplaçant les poids mobiles le long des tiges horizontales, il se produit un mouvement de bascule qui peut être retenu par les courroies. Au bout de chaque courroie est attachée une poignée, à hauteur telle qu'elle corresponde à celle des épaules du sujet. Au pilier montant est adapté un système d'arrêt, qui permet non seulement de mettre l'appareil au repos, mais d'éliminer une des deux tiges horizontales, pour permettre au sujet de faire l'exercice avec un seul bras.

Exercice. — Celui-ci se place devant l'appareil, les talons joints, les reins légèrement cambrés, la tête relevée ; il prend en mains les poignées, qui lui arrivent au niveau des épaules, et s'approche suffisamment pour qu'en tirant les courroies celles-ci descendent verticalement. Par une légère traction le système d'arrêt se dégage et, les poids libres étant avancés sur les tiges graduées, il se produit un mouvement de bascule qui, par l'intermédiaire des courroies, soulève les bras du sujet jusqu'à extension complète.

Ce mouvement d'élévation des bras produit une dilatation du thorax et une inspiration *passive*. C'est la première partie de l'exercice.

Arrivé au maximum de l'inspiration, le sujet ramène les poignées en bas et porte, en écartant largement les coudes, les mains sur les épaules ; par la contraction des muscles pectoraux et dorsaux, la cage thoracique ne peut s'affaisser pendant l'expiration. C'est la période *active* de l'exercice, coïncidant avec l'expiration.

L'exercice, tel que nous venons de le décrire, *développe l'amplitude de la partie supérieure du thorax*, corrige l'attitude vicieuse scolaire, caractérisée par le déplacement latéral du buste et l'élévation d'une épaule ; la traction des bras ramène le buste dans la ligne médiane et le travail synergique des muscles des bras, de l'épaule et du dos produit une rééducation de l'attitude.

III. — Elévation active des bras. — Inspiration active. Expiration passive.

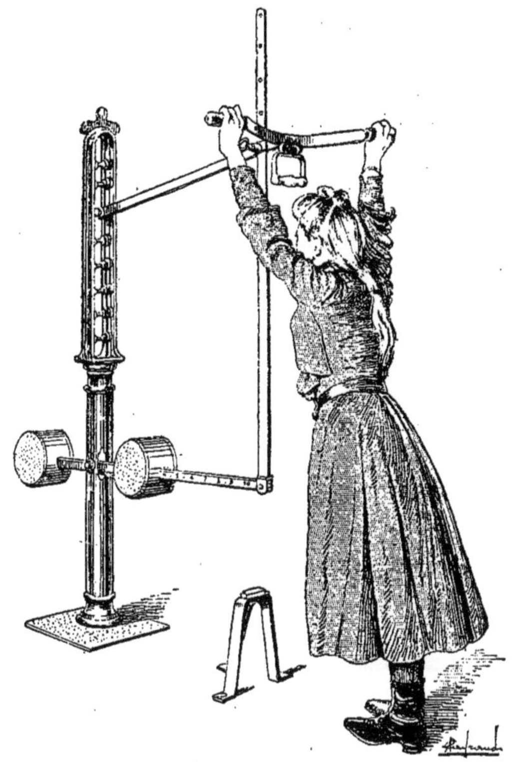

Fig. 10. — Extension active des bras.

Cet exercice se fait au moyen de l'appareil mécanothérapique représenté par la figure 10.

L'appareil se compose de deux leviers parallèles ; le levier supérieur est muni d'une tige portant deux poignées terminales et une poignée centrale, suivant que le sujet fait l'exercice à deux mains ou à une seule main. Le levier supérieur doit être ajusté de telle façon que les poignées soient placées à la hauteur des épaules du sujet. Le long bras gradué du levier inférieur est chargé d'un poids qui détermine la résistance.

Exercice. — Le sujet se place à une légère distance (15 à 20 cm.) devant l'appareil, de telle façon que, les bras en extrême flexion, il saisisse les poignées, tenant le corps légèrement penché en avant.

Conservant cette attitude du corps pendant toute la durée de l'exercice, la poitrine bien bombée, la tête relevée, il tend les bras en haut, lentement et sans secousses, de façon que la fin de l'inspiration coïncide avec l'extension complète des bras; pendant l'expiration, les bras reviennent à leur point de départ.

L'attitude penchée détermine une tension des muscles abdominaux, par laquelle le thorax s'allonge : correction du thorax en entonnoir. Le déplacement latéral du buste est corrigé. Le travail synergique des muscles pectoraux développe la ceinture thoracique.

Lorsque nous voulons limiter le travail musculaire et l'expansion respiratoire à une moitié de la cage thoracique, le sujet se place de côté et fait, au moyen de la poignée centrale, l'exercice à l'aide d'une seule main.

IV. — *Respiration passive. (Fig. 11.)*

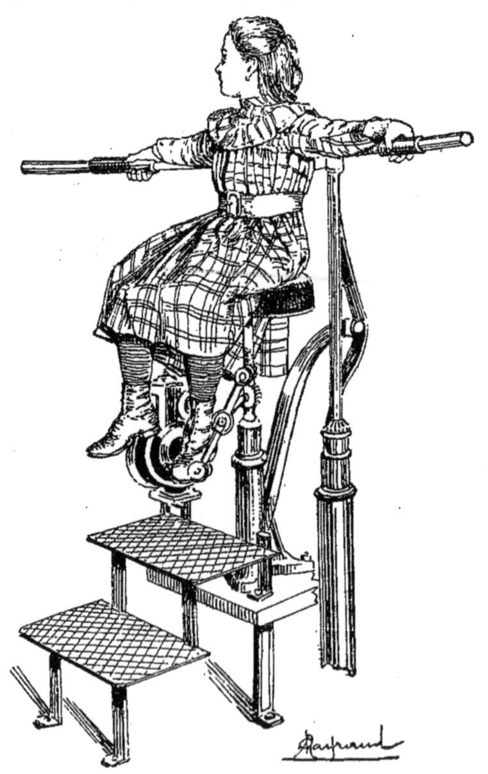

Fig. 11. — Appareil Herz.

Le sujet prend place sur le siège, lequel est monté à une hauteur telle que les bras, étendus horizontalement, reposent mollement sur les tiges conductrices et que le buste trouve lui-même un appui contre le coussin dorsal. Aussitôt que l'appareil est mis en mouvement, les tiges conductrices s'écartent et le coussin dorsal s'avance : les bras du sujet, suivant simplement le mouvement des tiges, subissent un écartement maxima (abduction), en même temps que le thorax bombe, par la pression du coussin dorsal. Il se produit ainsi une inspiration passive provoquant une dilatation idéale de la cage thoracique.

Lorsque les tiges reviennent à leur point de départ, elles rapprochent les bras en adduction; le coussin dorsal recule et l'affaissement du thorax produit l'expiration.

C. — EXERCICES DE REDRESSEMENT

Les exercices de redressement ont pour but de fortifier les muscles dorsaux et lombaires, d'élargir la poitrine, d'effacer le ventre et d'assurer l'attitude correcte de la tête.

Les grands groupes des muscles extenseurs du tronc sont les régulateurs de l'attitude et consolident les courbures physiologiques de la colonne vertébrale.

Sous l'influence des contractions musculaires réitérées, les apophyses osseuses des vertèbres se développent davantage, deviennent plus fortes et augmentent ainsi la solidité de la colonne vertébrale.

Nous avons fait construire une toise à deux montants gradués, le long desquels glisse, à frottement dur, un curseur. Au centre de la plate-forme, sur laquelle sont montés les piliers, sont fixées, à angle droit, deux tablettes verticales, qui centrent le sujet dans l'appareil et contre lesquelles il adosse les talons.

Une barre transversale est adaptée à hauteur voulue contre les piliers.

Cet appareil nous sert encore pour mesurer la taille de l'enfant. *La toise ordinaire à un seul montant, en usage pour mesurer les conscrits, donne une mesure inexacte, parce que le sujet trouve, dans ce montant, un moyen d'appui pour se redresser.*

Mais la toise à deux montants a surtout cet avantage de nous permettre de contrôler, en observant le dos de l'enfant, l'effet de l'extension forcée et des exercices de correction.

La gymnastique pédagogique, que nous envisageons surtout comme traitement préventif de la scoliose, exige un contrôle des moindres détails : l'enfant n'ayant pas conscience de l'attitude vicieuse qui lui est devenue habituelle, doit être continuellement corrigé et guidé, ce qui exige un peu de patience et, surtout, beaucoup de douceur.

I. — *Allongement sous la toise. (Fig. 12.)*

Exercice : 1er Temps. — Placé au centre de l'appareil, la tête soulevant la barre transversale, les mains sur les hanches, le sujet fait effort pour s'allonger.

2e Temps. — Rapprochant les coudes en arrière, bombant la poitrine, il fait une flexion en avant.

3e Temps. — Redressement de tout le corps.

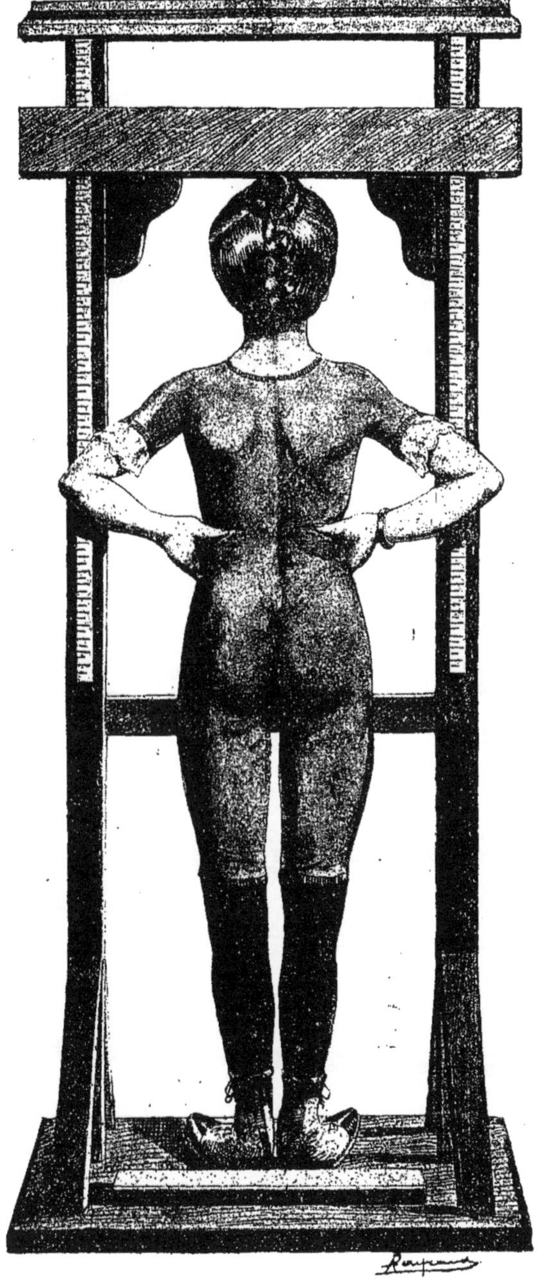

Fig. 12. — Toise orthopédique du Dr Vermeulen.
Exercice d'allongement.

II. — *Redressement avec résistance. (Fig. 13.)*

La figure démontre toute la simplicité du procédé. Nous pouvons régler la résistance en fixant, à un point déterminé de la tige horizontale, le poids dont celle-ci est chargée.

1er Temps. — Inspiration profonde, redressement. — Le sujet efface les épaules, porte les coudes en arrière et accentue la cambrure lombaire.

2e Temps. — Expiration et flexion en avant du buste.

3e Temps. — Redressement.

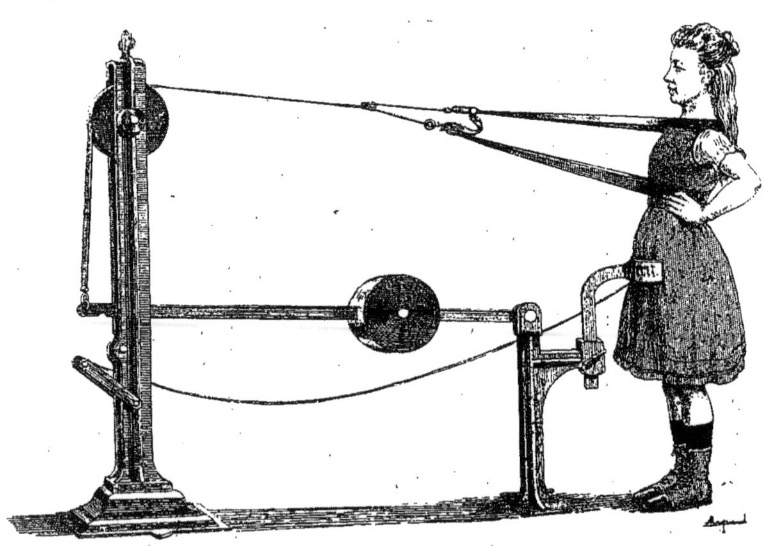

Fig. 13. — Redressement actif du tronc.

III. — *Canotage. (Fig. 14.)*

Un des meilleurs procédés de redressement est l'exercice du canotage.

Le rameur « tire des reins » et exerce, en même temps, ou isolément, à volonté, les muscles des bras et des jambes.

La flexion forcée du buste sur le bassin, point de départ du mouvement, produit une élongation de la colonne vertébrale, et un redressement des déviations latérales lorsque, préalablement, elles ont été assouplies par la mobilisation passive.

C'est, en outre, un excellent exercice respiratoire. Beely a, le premier, introduit dans le traitement de la scoliose l'exercice du canotage. Lorenz, Hoffa et Redard en ont préconisé l'utilité.

La figure représente l'appareil à ramer de Herz, qui permet de doser la résistance et de régler, par la mobilité du siège et la position variable des pieds, l'extension de la colonne vertébrale.

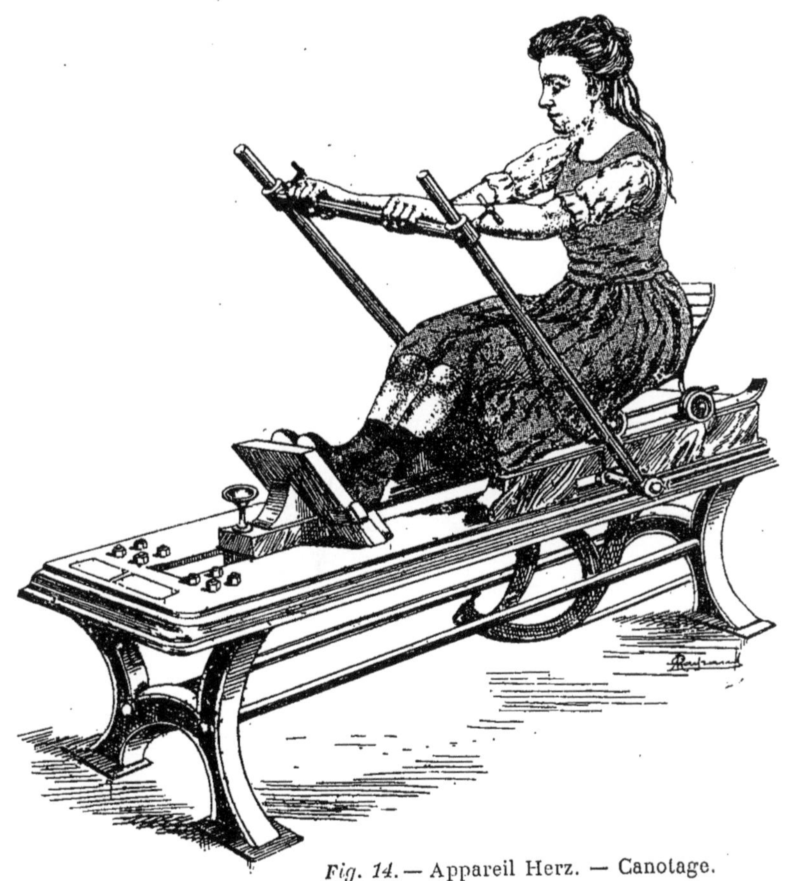

Fig. 14. — Appareil Herz. — Canotage.

II

Gymnastique orthopédique.

La gymnastique orthopédique est le traitement, par des moyens fonctionnels, des malformations (congénitales), ou des déformations (acquises) du corps.

Nous limitons cette étude à la déformation de la colonne vertébrale, laquelle, acquise pendant la croissance et d'origine exclusivement fonctionnelle, est nommée la *scoliose habituelle des adolescents*.

Mais, avant d'aborder le traitement de la scoliose essentielle, qui est la déviation latérale des vertèbres, il est utile d'étudier deux variétés, dites physiologiques, des courbures verticales, le *dos plat* et le *dos rond*.

1. — Dos plat. (Fig. 15.)

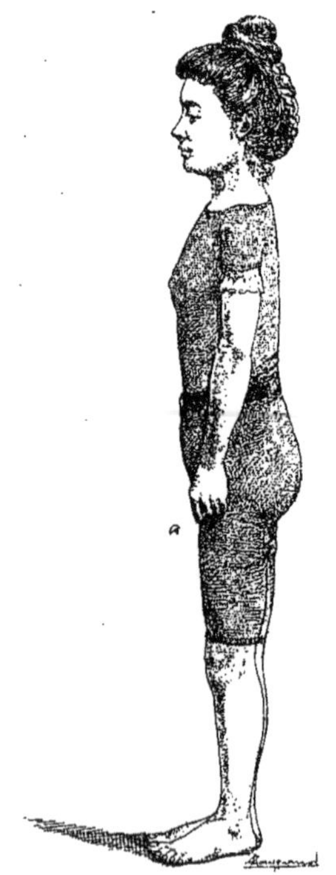

Fig. 15. — Type de dos plat.

Le dos plat se reconnaît à l'effacement de la courbure lombaire et à la diminution de la courbure dorsale; le thorax est plat et augmenté dans son diamètre transversal; les omoplates sont comme collées contre le dos.

L'enfant a, en général, une taille au-dessus de la moyenne; la musculature est peu développée et le poids ne correspond plus à la taille.

Les exercices méthodiques ont pour but ici :

1° De tonifier l'état général et de favoriser le développement du système musculaire;

2° De rétablir la cambrure lombaire et l'inclinaison nécessaire du bassin.

3° De favoriser le développement normal du thorax.

La série des différents exercices est formulée comme suit :

I. — *Redressement de la tête. (Fig. 16.)*

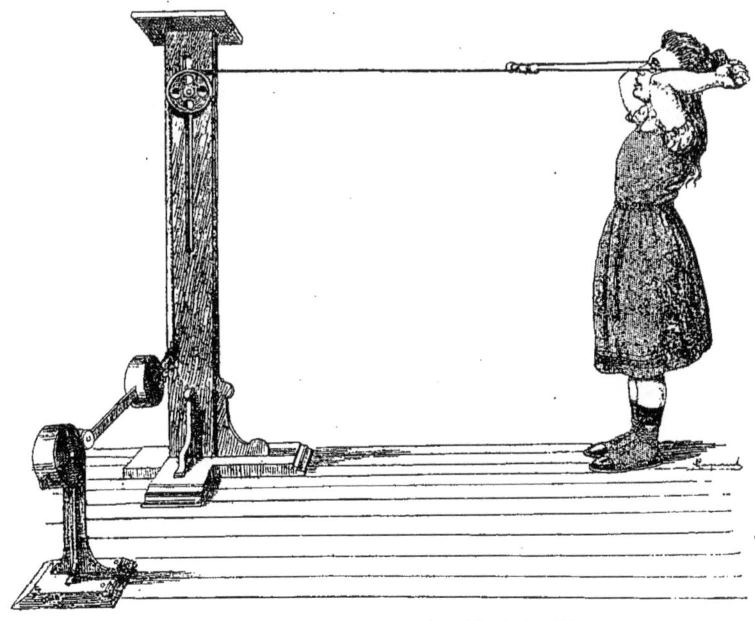

Fig. 16. — Redressement actif de la tête.

Le mouvement se fait exclusivement à l'aide des muscles de la nuque ; en redressant la tête, l'enfant fait une profonde inspiration et tâche de se cambrer autant que possible.

II. — *Flexion du tronc en arrière. (Fig. 13)* [*sujet debout.*]

Le levier de l'appareil sera toujours très légèrement chargé; il suffit que la forme du mouvement soit assurée ; le développement musculaire s'obtient non par l'athlétisme, mais par des exercices doux et méthodiques.

III. — *Extension du tronc. (Fig. 17)* [*sujet couché.*]

Couché sur le ventre, les mains solidement fixées sur les hanches, les coudes ramenés en arrière, l'enfant relève le buste,

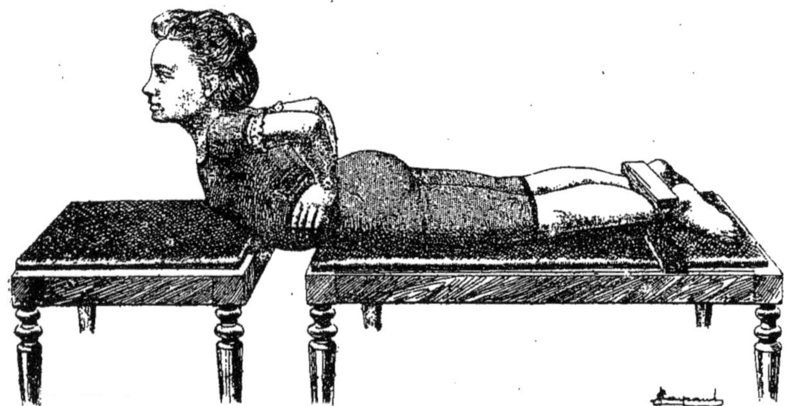

Fig. 17. — Extension active du tronc.

il est nécessaire de fixer les jambes, soit au moyen d'une traverse capitonnée adaptée au banc, soit par une courroie, soit enfin par un léger appui des mains.

1er Temps. — Redressement de la tête.

2e Temps. — Relèvement du buste : la poitrine se dilate par une inspiration forcée, tandis que les coudes sont ramenés en arrière.

3e Temps. — Relâchement et repos.

Le mouvement est répété 10 à 15 fois.

IV. — *Exercices respiratoires, I, II, III, IV, de la gymnastique pédagogique.*

V. — *Rotation passive du bassin. (Fig. 18.)*

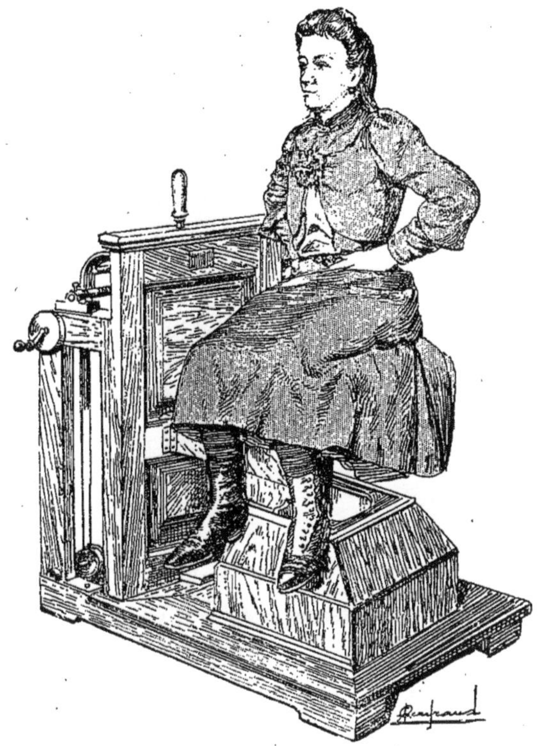

Fig. 18. — Appareil Zander. — Rotation passive du bassin.

Mobilisation des vertèbres lombaires.

Mouvement d'équilibre, stimulant les muscles régulateurs de l'attitude.

2. — Dos rond. (Fig. 19.)

Toute la colonne vertébrale, depuis la nuque jusqu'au bassin, ne forme qu'une seule courbure. — Par l'absence de cambrure, l'inclinaison du bassin est insuffisante; la tête est portée en avant, les omoplates ressortent et sont portées en dehors.

L'enfant est, en général, d'un tempérament mou et indolent; sa musculature est peu développée; la myopie et les obstructions naso-pharyngiennes (végétations adénoïdiennes) sont fréquemment en cause.

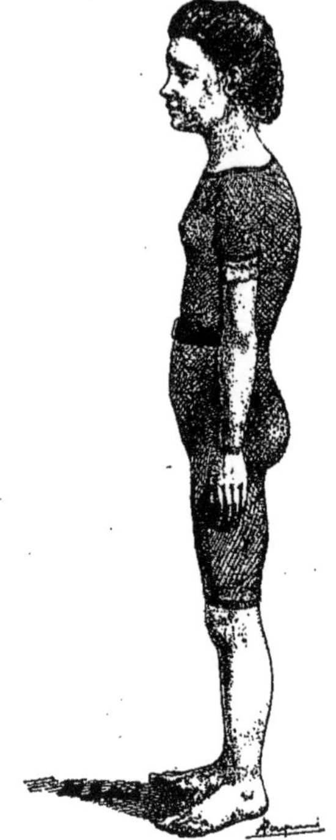

Fig. 19. — Type de dos rond.

La série des exercices méthodiques indiqués ici est la suivante :

I. — *Redressement de la tête. (Voyez Fig. 16.)*

II. — *Mobilisation passive de la raideur vertébrale.*

Le sujet est renversé sur un rouleau horizontal capitonné (appareil dit *Wolm*, de Lorenz), de telle façon que le sommet de la courbure soit le point d'appui; l'opérateur, placé derrière l'enfant, le prend sous les bras et le balance dix à quinze fois, en exerçant une forte pression sur les épaules. Cet exercice, au début très pénible, produit rapidement un assouplissement de la raideur vertébrale.

III. — *Redressement du buste. (Fig. 12.)*

a) Debout.

1er Temps. — Le sujet debout, les mains sur les hanches, les coudes écartés, relève la tête et fait effort pour s'allonger.

2e Temps. — Dans cette attitude, il fait une flexion en avant, en tenant surtout les coudes écartés.

3e Temps. — Redressement.

b). Couché. (Fig. 20.)

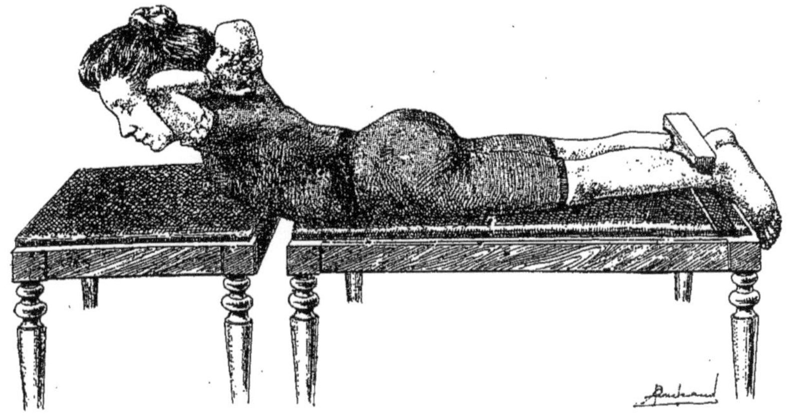

Fig. 20. — Redressement actif du tronc.

Le sujet couché sur le ventre, les jambes fixées, les mains sous la nuque, les doigts croisés et les coudes écartés, relève le buste.

L'exercice est répété dix à quinze fois et exige, au début, l'assistance d'un aide.

IV. — *Exercice des bras en avant et en arrière, avec résistance.*

1er Temps. — Le sujet se tenant debout, les coudes fléchis et portés en arrière, les mains chargées d'un léger haltère, à la hauteur des points mamillaires, allonge les bras horizontalement devant lui.

2e Temps. — Les bras sont ramenés en arrière, dans l'attitude du premier temps.

V. — *Ecartement des bras avec résistance.*

Le sujet prend place sur l'appareil de respiration. (Fig. 11.) Les leviers raccordés aux tiges horizontales, sont légèrement chargés ; le sujet écarte ces tiges et pratique en même temps une inspiration prolongée ; l'expiration a lieu pendant que les tiges reviennent en avant.

VII. — *Redressement actif sous la toise. (Voyez Fig. 12 et description.)*

DÉVIATIONS LATÉRALES OU SCOLIOSES

1. — Causes de la Scoliose habituelle

Les déformations *confirmées* de la scoliose habituelle sont *incurables* : cet aveu de l'impuissance de nos moyens thérapeutiques est, en réalité, moins pénible qu'il apparaît, parce que, par une médication *préventive*, bien comprise, nous pouvons *toujours* empêcher les déformations de se produire.

Il n'est pas exagéré de dire que la scoliose habituelle est, en général, due à la négligence des parents et à un certain optimisme du médecin. Voici quelle est, en effet, la banale histoire de presque toutes les scolioses confirmées.

La mère, parfois la couturière, se sont aperçues que l'enfant se tient décidément mal, une épaule est trop forte ou bien c'est une hanche qui ressort : le médecin qui examine l'enfant rassure les parents; il prescrit un régime fortifiant, ordonne de diminuer les heures de classe et de piano. Au bout de quelques mois, l'enfant se tenant de plus en plus mal, on retourne chez le médecin, qui, cette fois, est d'avis qu'il faut un corset orthopédique. Voilà le sort de l'enfant désormais fixé : le bandagiste fera un corset plus ou moins riche, muni en général d'une ceinture et de tuteurs en acier; souvent on y ajoutera la compression latérale du côté où l'enfant dévie et voilà les parents et le médecin tranquilles ! Mais, après un ou deux ans il faut bien se rendre à l'évidence : la déviation s'est de plus en plus accentuée. On se décide alors à aller trouver un spécialiste duquel on exige un miracle; car la scoliose confirmée ne guérit plus : à peine peut-on arrêter la marche de la déviation et diminuer, pour une petite part, les déformations.

Pourquoi ne pas déclarer franchement que celui qui promet davantage se fait des illusions ou n'est pas sincère?

La *prophylaxie* de la scoliose habituelle est donc de beaucoup plus importante que sa thérapeutique proprement dite et, s'il nous vient encore tant de scolioses incurables, cela tient aux conceptions erronées qui ont toujours cours, au sujet de l'étiologie de la scoliose habituelle, conceptions qui conduisent forcément à une thérapeutique irrationnelle.

Lorsque nous disons que la scoliose habituelle est l'adaptation statique du squelette aux attitudes vicieuses adoptées par l'enfant, ou que nous l'appelons la maladie professionnelle des écoliers, nous n'expliquons pas pourquoi tel enfant dévie, tandis que tel autre, dans les mêmes conditions, reste indemne.

C'est parce que les attitudes vicieuses et le surmenage scolaire sont moins causes efficientes que circonstances adjuvantes, favorisant plus spécialement le développement de la scoliose.

Et c'est pour cela que, dans l'étiologie de la scoliose habituelle, nous distinguons l'état constitutionnel, héréditaire ou acquis ultérieurement, et les causes accidentelles qui surviennent pendant la croissance.

C'est une erreur de croire, en effet, que l'attitude vicieuse adoptée par les enfants est la principale cause de la scoliose habituelle. D'abord, plus de la moitié de ces scolioses débutent entre 7 et 10 ans, c'est-à-dire à une époque où le surmenage scolaire n'existe pas encore ; ensuite, la fréquence de la scoliose habituelle chez les écoliers n'est que de 1 1/3 à 1 1/2 % ; or, si l'attitude vicieuse était le grand mal, nous observerions, puisque celle-ci est en moyenne la même pour tous les enfants, une fréquence beaucoup plus grande de la scoliose, et cela surtout à un âge plus avancé, alors que le surmenage scolaire existe réellement.

Schenk a publié une statistique intéressante sur l'attitude des écoliers : il constate que sur 200 enfants, six seulement adoptent une tenue correcte.

Nous pouvons en conclure que les attitudes vicieuses adoptées par les enfants lorsqu'ils sont assis, ne sont qu'un élément secondaire.

Ce qui domine dans l'étiologie de la scoliose habituelle, c'est l'état constitutionnel, héréditaire ou ultérieurement acquis.

Dans la pathogénie de cette déviation, l'*attitude scoliotique* n'est pas un élément étiologique, mais déjà un *symptôme prodromique* de l'affection.

*
* *

Cette distinction est importante à établir, parce qu'elle est la base d'une thérapeutique absolument différente de celle adoptée généralement.

Ainsi, lorsque nous observons chez un enfant l'attitude scoliotique et que nous nous contentons de la redresser, soit par un corset de maintien, soit par un banc scolaire qui assure une attitude correcte, notre médication n'est que symptomatique et il est absolument certain que l'évolution de la scoliose ira son train. C'est absolument comme si nous voulions traiter la tuberculose en empêchant le malade de tousser !

Que si, au contraire, nous considérons la scoliose comme la manifestation d'une impotence fonctionnelle osseuse et musculaire, héréditaire ou acquise, nous adopterons aussitôt une médication active, ayant pour but de protéger la vulnérabilité spéciale du système osseux, et de reconstituer le système musculaire.

La connaissance exacte des éléments étiologiques est non seulement nécessaire à une thérapeutique rationnelle et efficace, mais encore le meilleur guide pour la médication préventive.

*
* *

Tous les auteurs sont d'accord pour attribuer à l'*hérédité* une grande importance dans l'étiologie de la scoliose habituelle; EULENBURG publie une statistique de mille observations dans laquelle l'hérédité atteint un taux de 25 0/0; HOFFA l'évalue à 27,5 0/0. Sur 800 observations, nous avons trouvé, nous-même, des antécédents héréditaires dans 252 cas, soit 31,5 0/0.

Le praticien doit donc toujours commencer par se renseigner sur les antécédents héréditaires de l'enfant ; qu'il n'oublie pas que la scoliose est un mal que l'on n'avoue pas facilement : chacun a quelque peu l'orgueil de son origine, de sa race et, si nous voulons obtenir des renseignements précis, nous devrons procéder avec tact et ménagement.

Nous admettons que la prédisposition héréditaire à la scoliose habituelle se traduit par une vulnérabilité spéciale du système osseux, sans que nous puissions en définir le caractère histologique : HOFFA et KIRMISSON la comparent au rachitisme; REDARD a fait l'observation intéressante que dans 59 0/0 des scolioses habituelles existe un pied plat. Nous avons nous-même constaté une fréquence à peu près égale.

Doléga a proposé de distinguer, dans les scolioses habituelles, les formes constitutionnelles, héréditaires ou acquises, et les scolioses d'attitude. Cette distinction a surtout une valeur pratique, parce que les unes sont toujours graves, tandis que les autres amènent rarement des déformations importantes.

* * *

La croissance de l'enfant se fait par poussées assez régulières qui nous permettent d'établir un graphique de la taille et du poids. L'observation de ces tracés est instructive parce qu'elle nous démontre la relation qui doit exister à l'état normal entre ces deux mesures (fig. 1). Nous constatons que, dans presque toutes les scolioses héréditaires, il existe non seulement un excès de croissance mais un déséquilibre entre la taille et le poids, en ce sens que le poids est inférieur à la taille acquise ; cela tient, avons-nous dit, à ce que le développement musculaire n'a pas suivi celui du squelette.

C'est ainsi que les excès de croissance, manifestation d'une évolution individuelle et héréditaire, prédisposent à la scoliose habituelle et cela pour différentes raisons. Nous pouvons admettre que, pendant les poussées physiologiques de croissance, dont les principales coïncident avec la deuxième dentition et la puberté, une trop grande activité de l'ostéogénèse rend le système osseux plus vulnérable. Point n'est besoin de supposer ici un état para-rachitique (Kirmisson), moins encore une diathèse spéciale (Lagrange) ; les excès de croissance produisant, en général, un déséquilibre entre le squelette et les muscles, sont cause d'une diminution des courbures physiologiques et, par là, d'une raideur des articulations vertébrales.

* * *

Les courbures physiologiques sont l'effet synergique de l'action musculaire et de la tension ligamenteuse nécessaires pour maintenir l'équilibre statique dans l'attitude verticale : ainsi, lorsque, chez les enfants ayant une taille de beaucoup au-dessus de la moyenne, le développement musculaire est en retard sur celui du squelette, il se produit un *dos plat*. La cyphose et la lordose physiologiques donnent à la colonne vertébrale une plus grande stabilité, parce que les vertèbres, plus fortement enclavées dans ces courbures et engagées dans une direction déterminée, se déplaceront plus difficilement dans toute autre direction, et que, par une musculature normale, l'enfant se redressera facilement et corrigera lui-même, instinctivement, ses attitudes vicieuses.

Une autre raison pour laquelle le dos plat prédispose à la scoliose est la *raideur vertébrale*. Ce symptôme est facile à contrôler: lorsque nous ordonnons à un enfant de se courber de telle façon que, sans fléchir les genoux, il atteigne du bout des doigts le tapis, il doit y parvenir assez facilement, si ses articulations vertébrales ont conservé leur souplesse normale. Nous observons alors que la cambrure normale (lordose lombaire) s'efface et que toute la colonne vertébrale forme un arc de cercle. Il n'en va pas de même lorsque les enfants sont atteints de dos plat: la flexion frontale du tronc sur le bassin leur est très pénible; les doigts sont loin d'atteindre le tapis, et nous observons que le dos, au lieu de faire un arc de cercle, nous présente plutôt la forme d'un plateau.

Ce manque de souplesse est une impotence fonctionnelle des articulations vertébrales, consécutive à la meiopragie musculaire: le dos plat amène une diminution des moyens de défense contre les attitudes vicieuses auxquelles tout enfant est inévitablement exposé.

C'est ainsi que les excès de croissance produisent facilement un cercle vicieux dont la notion étiologique est nécessaire pour instituer une prophylaxie et une thérapeutique rationnelles et efficaces de la scoliose habituelle.

*
* *

Les causes occasionnelles qui, survenant pendant la croissance, prédisposent à la scoliose habituelle, peuvent toutes être ramenées à une diminution du potentiel musculaire et à une plus grande vulnérabilité du système osseux. Ainsi les maladies infectieuses et, parmi celles-ci, la scarlatine tout spécialement, ont une action particulièrement nocive sur le tissu musculaire, autant par intoxication propre que par la haute température et la durée de l'inactivité fonctionnelle qu'elles entraînent. On observe, en général, que l'enfant a fait, pendant sa maladie, une poussée excessive de croissance. Celle-ci est en partie réelle, en partie fictive : elle est réelle pour autant qu'elle dépend d'un allongement des os et il est, certes, possible que la fièvre exerce une action stimulante sur la fonction ostéogène ; elle est fictive pour autant qu'elle résulte d'une diminution des courbures physiologiques produite par l'alitement prolongé.

Ainsi s'explique suffisamment que, durant la convalescence, l'enfant sera dans un état de vulnérabilité beaucoup plus grande et que, soit par méiopragie musculaire, soit par diminution des courbures physiologiques, ou par les deux réunies, les déviations latérales de la colonne vertébrale se produiront aisément.

Personne ne conteste l'influence fâcheuse des attitudes vicieuses scolaires sur le développement normal de la colonne vertébrale ; cependant l'expression de Lorenz, qui appelle la scoliose « la maladie des écoliers », prise trop à la lettre, aurait le grave inconvénient de laisser trop dans l'ombre l'état constitutionnel, qui est *toujours* le facteur principal. En concentrant, sur l'attitude vicieuse de l'enfant, toute l'attention du médecin, celui-ci croirait, par ainsi, avoir assez fait en ordonnant un corset de maintien et un banc scolaire spécial.

2. — Traitement de la Scoliose.

Le traitement de la scoliose habituelle doit être subordonné à l'état d'évolution atteint par la déformation.

Nous distinguerons donc :

I. — L'*attitude scoliotique*, appelée communément « scoliose au premier degré » qui est un déséquilibre fonctionnel ;

II. — La *scoliose confirmée*, dans laquelle existent des lésions anatomiques généralement irréparables.

I. — ATTITUDE SCOLIOTIQUE

Les éléments constitutifs de l'attitude scoliotique sont : l'altération des courbures physiologiques, le déplacement latéral du buste sur le bassin et la déviation latérale, dans le même sens, d'une série de vertèbres. Nous pouvons conclure à l'absence de lésions anatomiques aussi longtemps que l'enfant peut lui-même corriger cette attitude vicieuse ; de même, tant qu'il sera possible de décharger les vertèbres de la pression statique, au moyen de la suspension, de la flexion en avant du buste ou, enfin, en étendant l'enfant de face sur un plan horizontal.

L'attitude scoliotique se caractérise, en particulier, par une disproportion entre le déplacement marqué du buste et le peu d'importance de la courbure vertébrale.

Toute attitude scoliotique se transforme en une scoliose confirmée, avec lésions irréparables, si elle n'est l'objet d'un traitement précoce et intensif. Nous n'avons pas le droit à ce sujet de faire les moindres concessions. Des indications nettes et précises seront données sur l'hygiène générale comprenant la nourriture, le bain, les frictions stimulantes, la durée des heures de classe, de promenade et de repos ; deux fois par jour une heure sera réservée au traitement, que le médecin orthopédiste dirigera lui-même dans ses moindres détails.

Ce traitement comprendra :

a) La gymnastique générale ;

b) Les exercices d'autocorrection et de redressement ;

c) Un corset de maintien (et non de correction).

*
* *

a) Gymnastique générale. — Elle comprend les exercices d'assouplissement, de respiration et de redressement, dont l'ensemble constitue la gymnastique pédagogique étudiée dans la première partie de ce travail.

b) Exercices d'autocorrection et de redressement. — L'enfant n'ayant pas conscience de son attitude scoliotique ne sait quelle attitude correcte il doit adopter : c'est une rééducation à faire et qui exige des points de repère et de contrôle.

Nous employons pour cela notre toise orthopédique (fig. 12), déjà mentionnée, laquelle, placée devant une glace, permet à l'enfant de se rendre compte de l'effet produit par ses efforts d'allongement, et de contrôler la correction de son attitude.

Les exercices d'autocorrection, que différents auteurs, tels que Roth, Lorenz, Hoffa et Redard, ont préconisés dans leurs dernières publications, supposent l'absence de toute rigidité de la courbure scoliotique et sont ainsi plutôt indiqués dans la scoliose du premier degré. Dans les déviations confirmées, ils n'ont d'autre effet que la correction du déplacement latéral du buste. L'assouplissement préalable de vertèbres enclavées dans une courbure latérale reste presque toujours une conception purement théorique, et ce qui peut sembler une correction n'est autre chose alors qu'un déplacement en masse de la courbure.

*
* *

Les principaux exercices d'autocorrection sont les suivants :

1° *L'allongement forcé.* — L'enfant, placé sous la toise, les mains sur les hanches, fait effort pour s'allonger ; le toiseur indique l'effet sur les piliers gradués. Arrivé au maximum d'extension, le sujet opère une flexion en avant, puis se redresse dans l'attitude première.

Le but de cet exercice est d'augmenter l'énergie des muscles extenseurs, véritables régulateurs de l'attitude. Il est intéressant d'observer comment déjà, après quelques séances, le toiseur monte à 1 et 2 centimètres plus haut qu'au début du traitement.

L'effet de cet exercice d'auto-correction est tout autre que celui qu'on obtenait par la suspension verticale. D'un côté, c'est une correction active de l'attitude affaissée, qui se maintient peu à peu, à mesure que les muscles se développent par la fonction ; de l'autre, c'était une extension passive produisant un allongement momentané de la colonne vertébrale, suivi d'un affaissement certain. Ces séances de suspension ne sont plus admises par les médecins-orthopédistes ; cependant il existe encore des orthopédistes amateurs qui continuent à en abuser.

2° *La correction du déplacement latéral du buste sur le bassin.* — La fig. 21 représente la correction d'une attitude scoliotique dans laquelle le buste est déplacé vers la droite : l'enfant, la main gauche sur la hanche, la main droite contre le buste aussi haut que possible, vers le creux de l'aisselle, fera simultanément effort pour s'allonger et pour pousser le buste vers la gauche. Arrivé au maximum de la correction, il fera, dans cette attitude, une flexion en avant pour revenir ainsi à sa première attitude.

Lorenz a vu, dans la direction de la déviation latérale du buste, un moyen de diagnostic pour reconnaître en quelle partie de la colonne vertébrale la scoliose aurait débuté. Nous différons de l'opinion de cet éminent orthopédiste, en ce que Lorenz considère la déviation du buste comme un symptôme *fréquent, mais non constant de la scoliose confirmée ;* tandis que nous y voyons surtout un signe *constant, mais précoce* de la scoliose, un *prodrome*, qu'on retrouve toujours au début, mais qui tend à disparaître ou du moins à s'atténuer, dans la scoliose confirmée, à mesure que les lésions anatomiques s'établissent.

Il n'existe aucune corrélation entre l'importance de la scoliose et le degré du déplacement latéral du buste sur le bassin. Ce symptôme est beaucoup moins accentué dans les scolioses accompagnées d'une courbure de compensation, que dans celles où la seconde courbure n'a pas encore eu le temps de se produire.

C'est donc surtout un signe du *premier début* qu'il importe de savoir reconnaître, car *il se manifeste justement au moment où la scoliose est encore curable.*

3° *La correction de la courbure dorsale.*

L'attitude de correction adoptée par l'enfant est indiquée par la fig. 22.

Courbure dorsale convexe à droite. — L'enfant, placé au centre de la toise, lève le bras gauche dont il porte la main derrière la tête : il ouvre ainsi la courbure et, pendant l'effort d'allongement qu'il va faire, la main gauche soulève la tête.

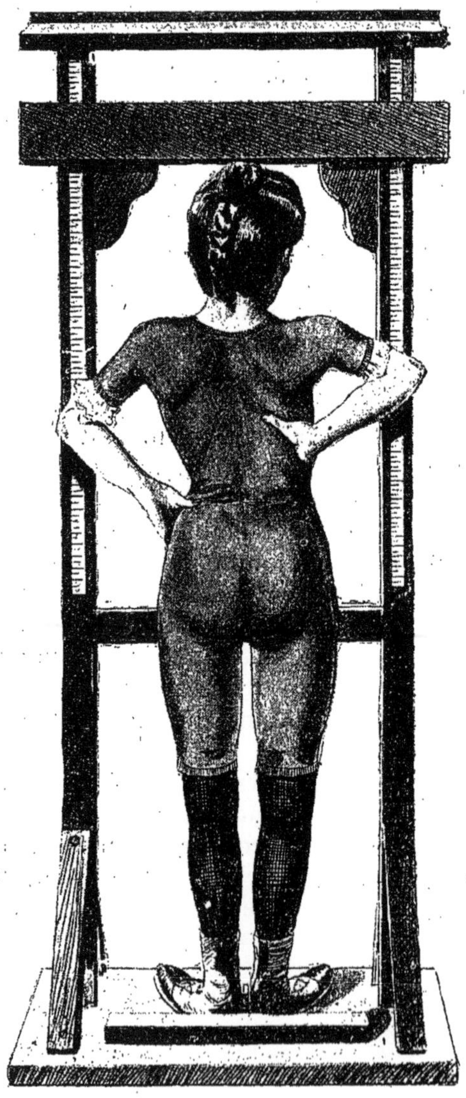

Fig. 21. — Auto-correction du déplacement latéral du buste.

La main droite est placée sur le côté, à la hauteur du sommet de la courbure. Ici encore l'exercice se fait en trois temps : allongement et correction; flexion en avant; redressement.

4° *La correction de la courbure lombaire.*

La position hanchée, telle qu'elle est représentée par la fig. 23 produit une inclinaison du bassin vers la droite et une correction statique d'une courbure lombaire convexe à gauche.

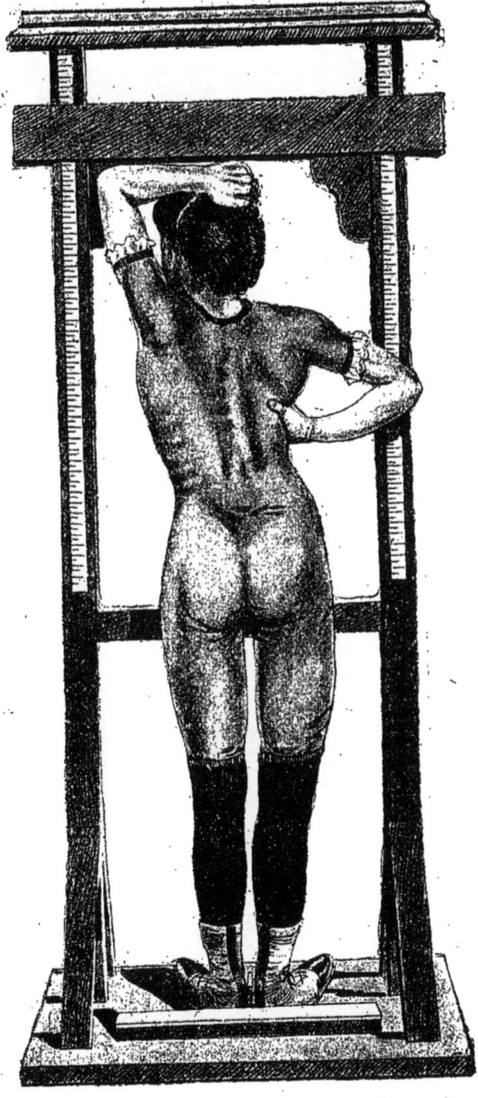

Fig. 22. — Auto-correction de la courbure dorsale (1).

(1) Dans cette figure et dans les deux suivantes (23 et 24), les mains doivent être placées plus bas, derrière la tête, sous la nuque et non au-dessus de la tête.

Exercice. — 1er Temps : L'enfant, placé dans cette attitude, au centre de la toise, met les mains derrière la tête, les doigts croisés et fait un effort d'allongement. — 2e Temps : Flexion en avant. — 3e Temps : Redressement.

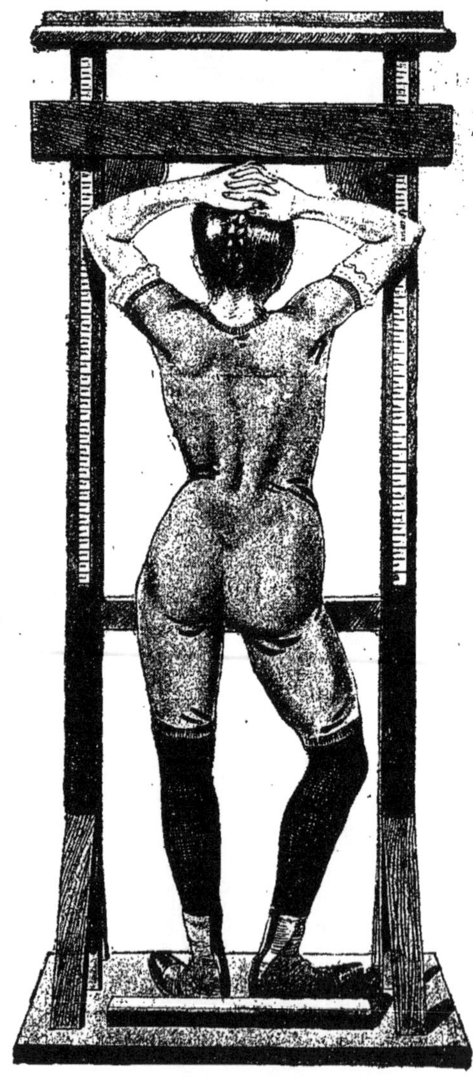

Fig. 23. — Auto-correction de la courbure lombaire.

5° *La correction simultanée des deux courbures. (Fig. 24.)*

Courbure dorsale convexe à droite, avec courbure lombaire convexe à gauche.

Position hanchée, main gauche derrière la tête, main droite sur la convexité dorsale.

1er Temps : Correction et allongement. — 2e Temps : Flexion frontale. — 3e Temps : Redressement.

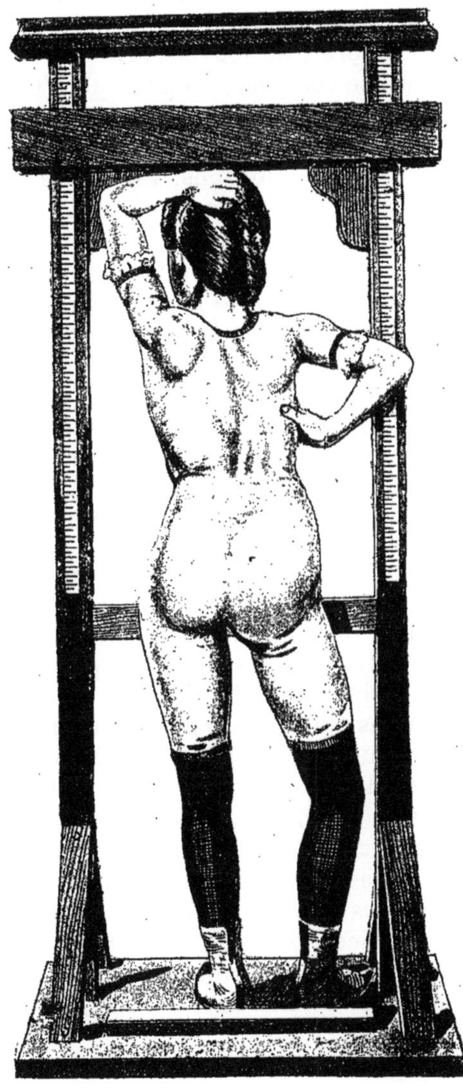

Fig. 24. — Auto-correction simultanée des deux courbures.

c) Moyens de contention. — Corset de maintien.

Il est bien rare que l'attitude scoliotique habituelle puisse justifier un corset orthopédique. Nous n'en connaissons d'autre indication que la laxité extrême des ligaments; or, celle-ci est l'exception. Presque toujours l'attitude scoliotique se caractérise, au contraire, par un manque de souplesse, une raideur vertébrale, qui se manifeste surtout lorsque nous faisons faire à l'enfant des exercices de flexion et de redressement.

Le corset, encore trop souvent ordonné dans ces scolioses au premier degré, se compose, en général, d'une ceinture en cuir moulé, de deux tuteurs latéraux, avec bandes de rappel; quelquefois même d'une plaque compressive latérale. Un tel appareil, dans de telles conditions, est certes le meilleur moyen *pour produire une scoliose artificielle.* Ce corset constitue une sorte de fauteuil portatif dans lequel l'enfant, mal à l'aise, ne pouvant respirer librement s'affaisse; *et c'est alors l'attitude affaissée de l'enfant qui finit par corriger le corset, au lieu que ce soit le corset qui corrige la mauvaise attitude de l'enfant.*

Lorsqu'une laxité extrême des ligaments, ou une indolence particulière de l'enfant rend prudent l'emploi d'un moyen de contention, nous employons un corset en coutil, fortement baleiné et que l'enfant portera en dehors du temps consacré au traitement, pour être supprimé aussitôt que possible et remplacé par une simple brassière non baleinée.

II. — SCOLIOSE CONFIRMÉE.

Le traitement des déformations confirmées de la scoliose des adolescents reste toujours une des questions les moins bien résolues de l'orthopédie infantile.

Les incursions audacieuses des chirurgiens-orthopédistes sur un terrain qui ne leur promettait guère de succès, et qui nous ont successivement donné la ténotomie, par Guerin; le résection des côtes, par Hoffa; le bandage-ceinture de Lorenz; le redressement forcé, par Calot, n'ont pas fait avancer la solution d'un pas. Il est même étonnant que la connaissance exacte que nous avons des lésions anatomiques des déformations confirmées, devenue plus précise encore par la radioscopie, n'ait pu calmer ces ambitions.

Le déplacement latéral des vertèbres, leur torsion, l'inflexion des côtes, sont susceptibles d'être corrigés, aussi longtemps que l'enfant n'a pas atteint le terme de sa croissance. Les procédés orthopédiques actifs et passifs qui, par une correction graduée et progressive, visent autant le retour de la fonction que la restauration de la pièce anatomique, resteront les éléments primordiaux du traitement de la scoliose confirmée.

En outre, un examen radioscopique et une épreuve radiographique ne peuvent plus être omis.

L'épreuve radiographique, qui doit être répétée à des intervalles réguliers, peut, seule, nous éclairer sur l'étendue exacte des lésions des vertèbres — laquelle est, en général, beaucoup moins grande que nous le supposons. Elle nous donne des points de repaire, dont l'ensemble formera un graphique qu'aucun appareil de mensuration ne peut fournir.

*
* *

Le traitement des déviations confirmées comprend :

a) La mobilisation des déviations ;

b) La rééducation musculaire ;

c) L'application des différents moyens de contention pour maintenir la correction.

*
* *

a) Les procédés mécaniques employés dans la *mobilisation* des déviations agissent par traction, pression ou détorsion et s'adaptent aux différents éléments de la déformation qui sont : 1° la déviation latérale des vertèbres ; 2° le déplacement latéral du buste ; 3° la torsion de l'anneau sterno-costo-vertébral.

b) La *rééducation* musculaire comprend les exercices de la gymnastique pédagogique ayant pour but de favoriser le développement du système musculaire général, et les exercices d'auto-correction, par lesquels l'enfant reprend conscience d'une attitude correcte.

c) Les moyens de *contention* sont les corsets orthopédiques, quelquefois nécessaires pour maintenir la correction, plus souvent pour supprimer les symptômes de compression qui surviennent dans les déviations extrêmes.

Pour démontrer l'application et la combinaison judicieuses de ces divers procédés, nous analyserons deux formes types de la scoliose habituelle.

Ier Type.

Scoliose dorsale convexe à droite; déplacement du buste vers la droite.

I. — *Correction passive sur le plan incliné (Fig. 25.)*

L'appareil se compose: 1° d'une barre capitonnée, sur laquelle repose le thorax du sujet; 2° d'un plan incliné, pouvant être déplacé d'après un angle voulu d'inclinaison; 3° de deux

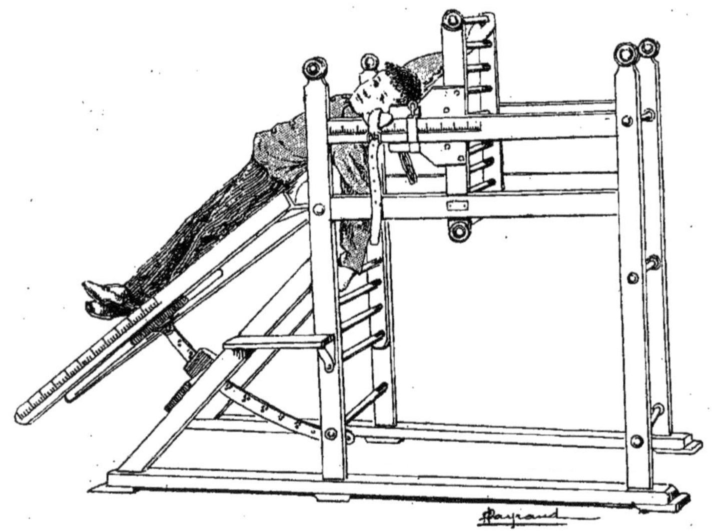

Fig. 25. — Plan incliné de Zander.

échelles verticales mobiles, destinées à assurer la position diagonale du thorax.

La figure représente la position dans laquelle le sujet est couché sur l'appareil: la barre rembourrée de celui-ci correspond à la gibbosité costovertébrale; les membres inférieurs reposent sur le plan incliné auquel on donne une pente variable, suivant le degré de pression que l'on veut exercer sur la gibbosité; les bras se fixent aux échelons : celui qui correspond à la concavité de la courbure à l'échelle supérieure, et celui qui correspond à la convexité à l'échelle inférieure.

L'avantage de cette disposition est de maintenir le buste dans une position diagonale, de préciser le degré de correction, de supprimer l'intervention d'un aide et de pouvoir prolonger la durée de la correction. Dans les scolioses légères (dorsales ou totales), on obtient ainsi une correction réelle de la déviation; mais, pour peu que l'ankylose soit avancée, il se produit un déplacement en masse qui peut simuler une hypercorrection. Quelques auteurs ont voulu, mais à tort, simplifier cet appareil en supprimant les échelles transversales; celles-ci cependant ont le grand avantage *d'assurer la pression dans le sens diagonal et d'empêcher une pression latérale, qui produirait non une correction de la courbure vertébrale, mais une augmentation de l'inflexion des côtes.*

Beaucoup plus énergique est l'effet de la barre horizontale de Lorenz, sur laquelle l'enfant est couché *diagonalement*, de telle sorte, que la pression est localisée au niveau du sommet de la courbure; le médecin fait avec la main une contre-pression énergique sur le thorax.

II. — *Correction active par auto-redressement. (Toise orthopédique.)*

Toute correction passive doit être suivie d'une correction active. La figure 21 montre l'attitude que doit prendre l'enfant pour faire l'effort de correction. — La main droite placée contre la bosse costale, pousse le buste vers la gauche; la main gauche placée sur la hanche exerce une contre-pression.

1er Temps : Dans cette attitude l'enfant fait effort pour s'allonger. — 2e Temps : Flexion frontale. — 3e Temps : Redressement.

III. — *Correction active du déplacement latéral du buste.*

L'appareil (fig. 26) employé à cet effet est un traîneau qui se déplace à droite et à gauche sur deux rails horizontaux. Le buste de l'enfant est maintenu sous les épaules par deux appuie-aisselles qui s'adaptent à une hauteur voulue. Pour corriger le

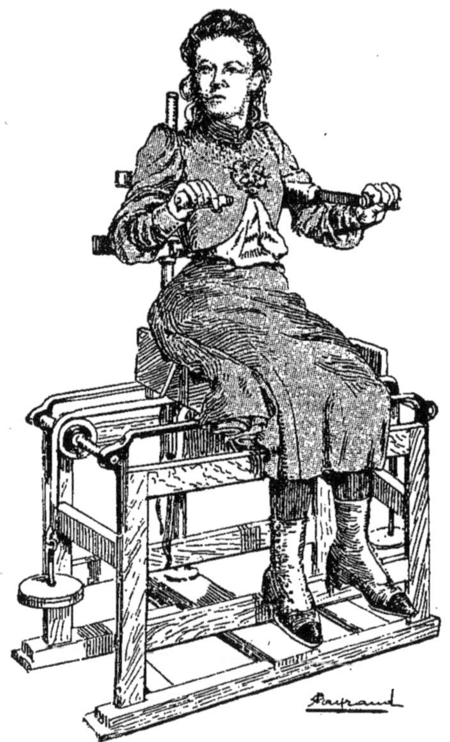

Fig. 26. — Appareil Zander. — Correction active du déplacement latéral du buste.

déplacement latéral vers la droite, le traîneau est chargé à gauche, ce qui oblige l'enfant à faire effort pour ramener le bassin vers la droite.

Ce mouvement est répété 15 à 20 fois.

IV. — *Détorsion du tronc en extension forcée.*

Nous avons fait construire par M. Mathieu un appareil de

détorsion qui nous permet d'agir directement sur les vertèbres et de contrôler, sur le dos de l'enfant, l'effet de la correction

Cet appareil (fig. 27) se compose d'une table, sur laquelle sont adaptés deux systèmes de traction, réglés par une vis sans fin et contrôlés par des dynamomètres.

Le sujet, couché sur le ventre, les bras relevés le long de la tête, est fixé par le bassin entre les crêtes iliaques et les trochanters : c'est à ce niveau que la prise est bonne, solide et se supporte le mieux.

Le buste repose sur un lit formé par une double rangée de coussins libres et de forme oblique, formant, dans leur ensemble, une large gouttière. — Nous pouvons, à volonté, enlever un ou plusieurs de ces coussins et produire ainsi, un vide sous une partie quelconque du buste ou des lombes.

Au haut bout de la table est adaptée une double crémaillère à manivelle, pour l'extension forcée par la tête et par les bras. La tête, prise dans un appareil de Glisson, subit une traction que nous réglons à l'aide du dynamomètre installé sur la ligne de traction. L'extension des bras est également contrôlée par un second dynamomètre que nous avons fait ajouter pour nous assurer que l'enfant est toujours en traction soutenue.

Deux hémicycles gradués, sur lesquels glissent à volonté des tiges munies d'une pelote mobile de compression, sont installés verticalement au-dessus de la largeur de la table ; ils peuvent être avancés ou reculés à un niveau quelconque de la hauteur du rachis.

*
* *

Le but que nous poursuivons ainsi est la mobilisation, intermittente et progressive, de la courbure vertébrale, pour aboutir, par elle, à la détorsion du buste. Cette extension forcée produit un redressement de toutes les vertèbres dont la mobilité n'est pas trop compromise et nous permet de constater qu'en général l'ankylose vertébrale se limite à un petit nombre de vertèbres.

Les redressements forcés et successifs doivent être faits avec méthode. A mesure que l'enfant s'habitue au traitement, on en augmente la durée et l'intensité. Il est préférable de pratiquer tous les jours deux séances de redressement, suivies d'exercices d'auto-correction.

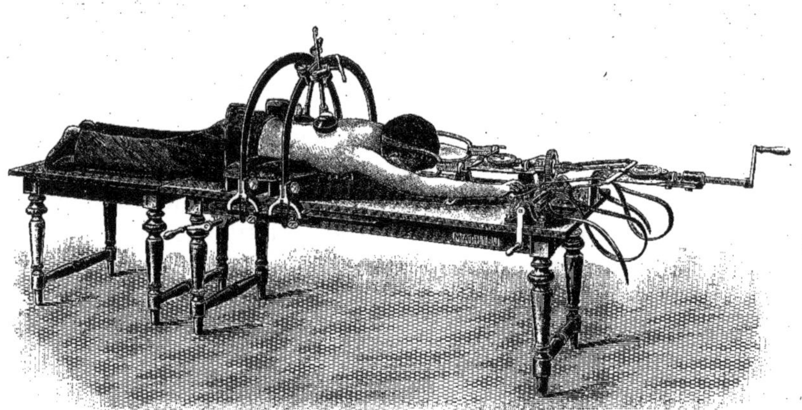

Fig. 27. — Banc d'extension du Dr Vermeulen. — Redressement intermittent et progressif.

Ce redressement forcé de la scoliose a l'avantage d'être d'une extrême simplicité et de pouvoir être pratiqué par une seule personne.

Lorsqu'il s'agit de la forme la plus fréquente de la scoliose, la déviation dorsale à droite, avec courbure lombaire gauche de compensation, le bassin fixé et les tractions réglées, nous enlevons un ou deux coussins sous le plan costal droit et nous faisons de même pour le plan lombaire gauche. Nous disposons les deux hémicycles sur la table, de telle façon qu'ils dominent le point culminant des déviations; les pelotes de pression sont ajustées obliquement contre les vertèbres déviées.

Les premières séances seront courtes et ne doivent produire aucune courbature; on atteint rapidement une durée de 20 à 25 minutes.

*
* *

On profite du redressement en extension forcée pour pratiquer le *massage* (fig. 28). La palpation rend compte du degré de flexibilité que la colonne vertébrale a conservée; les muscles de la concavité de la déviation se prêtent mieux pendant l'extension forcée aux manipulations. Un massage énergique, d'une durée de 5 à 10 minutes, contribue puissamment à l'assouplissement de la déviation.

V. — *Redressement actif du tronc. (Fig. 20.)*

L'enfant est couché sur le ventre, un plan incliné est placé sous l'adomen de telle façon que le côté gauche du bassin soit légèrement relevé : les mains sous la nuque avec les doigts croisés, les coudes écartés, il relève d'abord la tête, puis redresse le buste, tandis que le médecin fixe les jambes d'une main et guide, de l'autre, le mouvement du buste, en soulevant légèrement la poitrine.

Par la position inclinée du bassin, l'effort musculaire est concentré dans les muscles lombaires gauches, et la déviation du buste vers la droite est énergiquement corrigée.

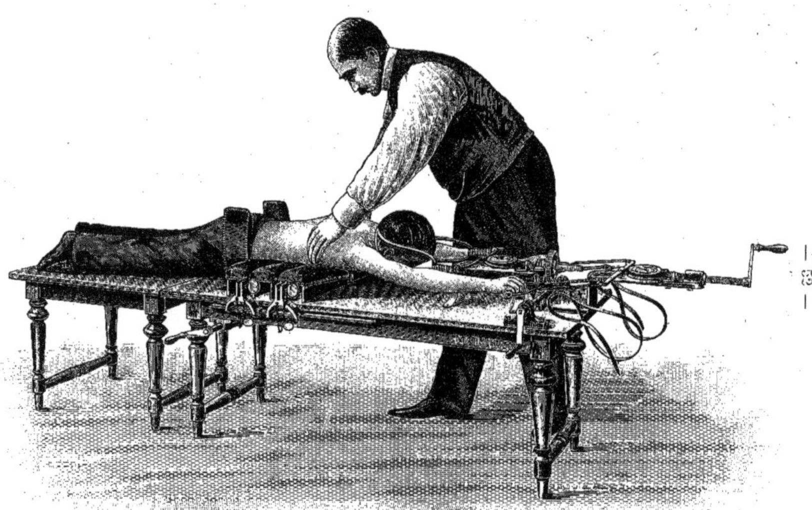

Fig. 28. — Massage en extension forcée, sur le banc d'extension.

VI. — *Combinaison des corrections passive et active.*

La comparaison des figures 29 et 30 montre le procédé et indique ses effets.

L'appareil est construit dans le but de réduire, au moyen de pressions mécaniques latérales, la déviation de la colonne vertébrale; le sujet exécute en même temps certains mouvements des bras et provoque ainsi la contraction unilatérale ou bilatérale des muscles dorsaux. Toutes les tiges verticales et horizontales de l'appareil sont graduées, ce qui permet au médecin de préciser, dans une seule formule, tous les détails de la correction.

Dans la figure 30, la pelote supérieure corrige la déviation dorsale et pousse vers la gauche le buste dévié à droite; la pelote inférieure exerce une contre-pression pour qu'il ne puisse se produire un déplacement en masse.

L'enfant porte le bras droit au dessus de la tête, tandis que le bras gauche, chargé d'un léger haltère, fait, dans le plan frontal, un mouvement d'élévation et d'abaissement répété, d'après le rhythme d'une respiration lente et profonde, 10 à 15 fois.

Par cette position et par ces mouvements des bras, nous ajoutons à la correction mécanique une correction active musculaire: ainsi, les muscles du côté gauche de la nuque se contractent pour lutter contre la traction que la main droite exerce sur la tête, tandis que l'élévation latérale du bras gauche fait travailler les muscles élévateurs de l'épaule gauche (laquelle est relâchée et abaissée) et contraint les muscles de la région dorsale droite à se contracter pour maintenir l'équilibre.

VII. — *Exercices respiratoires I, II, III, IV. (Voy. Gymnastique pédagogique.)*

Les quatre exercices de respiration méthodique que nous avons décrits antérieurement, font partie de tout traitement de la scoliose habituelle.

La respiration méthodique n'a pas seulement pour but de favoriser chez l'enfant l'expansion thoracique et de développer les poumons, elle vise également la mobilisation de toutes les articulations thoraciques comprises dans l'anneau sterno-costo-vertébral.

*
* *

Chaque séance de gymnastique orthopédique est suivie d'un massage des muscles du dos ; cette partie manuelle du traitement, que le médecin doit, autant que possible, diriger lui-

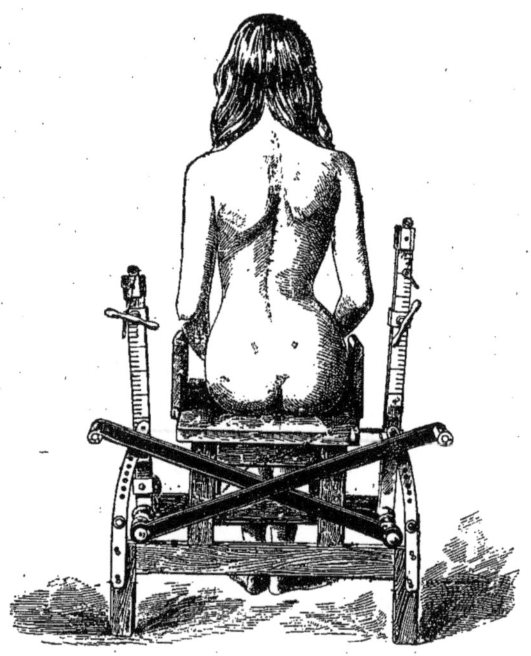

Fig. 29. — Appareil Zander pour correction de la scoliose dorso-lombaire.

même, l'oblige, en quelque sorte, à contrôler tous les jours les effets du traitement.

Dans toute séance de massage, il y a une partie active et une partie passive.

La partie active, ce sont les exercices d'auto-correction et de redressement que l'enfant exécute sous nos yeux ; la partie passive c'est le massage méthodique et modelant, dont la durée ne doit être que de 5 à 10 minutes.

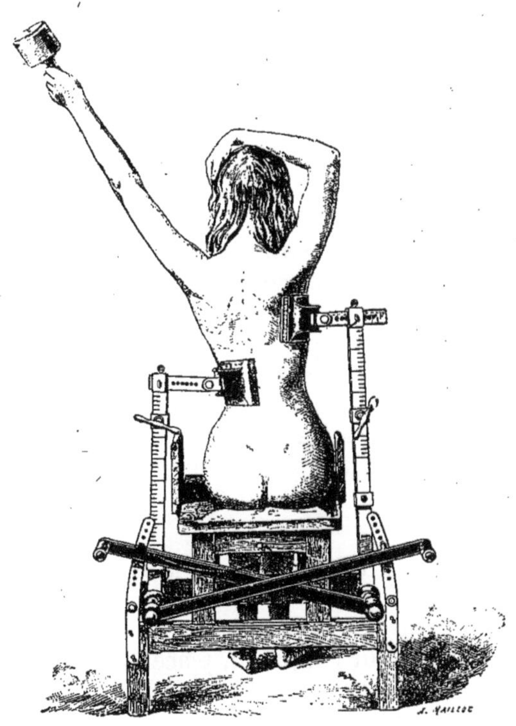

Fig. 30. — Appareil Zander. — Effet de la combinaison d'une correction par pression et d'un exercice actif.

2e Type.

Scoliose lombaire convexe à gauche; déplacement latéral du buste vers la gauche.

Dans toute scoliose lombaire, il importe, avant tout, de s'assurer de l'égalité de longueur des deux jambes, par la mensuration des distances des malléoles externes aux épines iliaques supérieures.

S'il existe une différence réelle (scoliose statique), l'inclinaison du bassin doit toujours être corrigée par un rehaussement de la chaussure.

Exercices de correction.

I. — *Mobilisation passive des vertèbres lombaires et de l'inflexion lombo-sacrée, par le balancement du tronc.*

L'appareil (fig. 31) qui produit le balancement du tronc, se compose d'un siège auquel, par l'intermédiaire d'un support articulé, nous pouvons communiquer un mouvement oscillatoire, dont il est possible de régler le rhythme et la forme. Les oscillations se font à droite et à gauche, avec une amplitude égale, ou bien n'ont lieu que dans un sens.

a) Mouvement bilatéral. — Mobilisation de l'inflexion lombo-sacrée.

L'enfant, assis sur l'appareil, place les mains sur les hanches, effaçant les épaules et accentuant le plus possible la cambrure lombaire ; aussitôt que l'appareil est mis en mouvement, tous les muscles extenseurs entrent en activité pour maintenir l'équilibre, pendant le mouvement d'oscillation ; de cette façon, l'effet du mouvement est concentré sur l'articulation lombo-sacrée.

b) Mouvement unilatéral. — Mobilisation de la courbure lombaire.

Lorsque la convexité de la courbure est à gauche, l'oscillation du siège se fera à droite ; l'enfant place la main gauche sur la hanche, la main droite sur la tête et s'abandonne au mouvement.

Avec chaque oscillation, qui produit une inclinaison latérale du bassin vers la droite, la courbure lombaire convexe à gauche sera mobilisée, la charge unilatérale des vertèbres sera suspen-

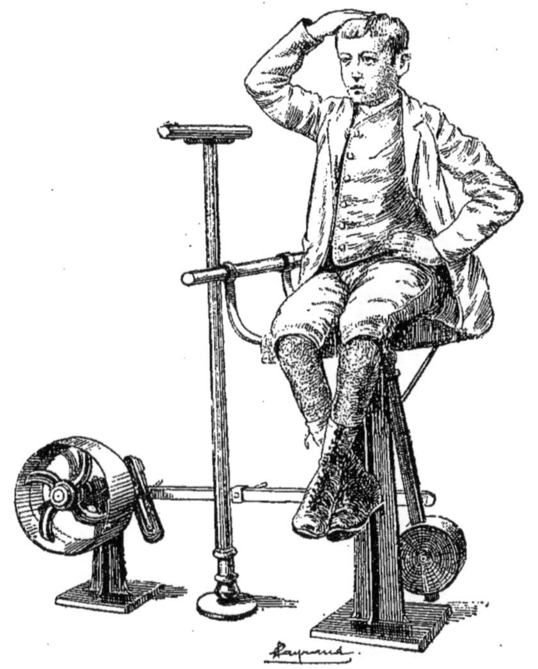

Fig. 31. — Balancement latéral du bassin.

due, les ligaments retractés s'allongent ; en un mot, la déviation s'assouplit et rend possible une réduction active.

II. — *Redressement actif de la courbure lombaire. (Fig. 20.)*

L'enfant est couché de face, les mains croisées sous la nuque, les coudes écartés ; au-dessus des pieds, à la hauteur du tendon d'Achille, est fixé une barre transversale, qui sert d'appui pendant le redressement ; au moyen d'un plan incliné, le côté gauche du bassin peut être plus ou moins relevé. Dans cette attitude, l'enfant, pour se redresser, doit faire agir principalement les muscles lombaires gauches ; l'opérateur dirige le mouvement en soulevant légèrement d'une main le thorax et en exerçant de l'autre une compression énergique sur la courbure lombaire.

III. — *Correction du déplacement latéral du buste.*

Le déplacement latéral du buste est la principale cause des défauts esthétiques produits par la scoliose lombaire, tels que l'inégalité des contours de la taille, la proéminence d'une hanche, l'inclinaison apparente du bassin.

Les différents procédés de correction sont :

a) La correction active, au moyen de l'appareil dont nous avons déjà décrit le mode d'emploi. (Fig. 26) ;

b) La correction active combinée avec une correction statique.

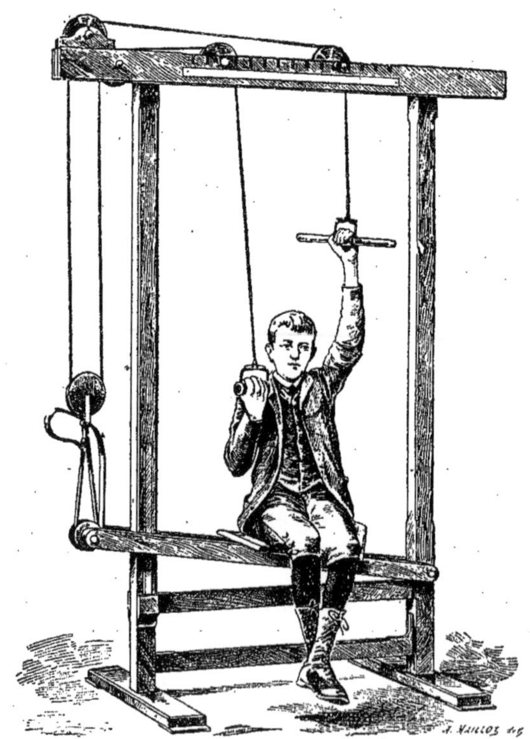

Fig. 32.

Celle-ci s'obtient au moyen de l'appareil figure 32 : l'enfant est assis de telle façon que le pilier-axe de l'appareil correspond à la concavité de la courbure. — Un coussin de pression (qui n'est pas figuré ici), dont le centre s'applique contre le sommet de la courbure lombaire, est relié par deux bandes à deux tiges verticales en acier placées devant le pilier-axe. Le sujet tire, non pas avec une main comme l'indique la figure (exercice adopté pour la scoliose dorsale), mais avec les deux mains.

Par cet exercice, nous obtenons, simultanément, une correction passive (par pression) de la courbure lombaire, et une correction active (musculaire), tant de la déviation que du déplacement latéral du buste.

c) L'Auto-correction. (Voyez fig. 24.) — L'enfant, de préférence placé devant une glace, fléchit le genou droit et place la main au-dessus de la tête ou sous la nuque : ainsi le bassin s'incline à droite, et la main droite guide le redressement du buste. La main gauche, placée sur la hanche, pousse énergiquement le buste vers la droite. — Il est nécessaire que, pendant les premières séances, l'opérateur renforce cette pression et se tienne derrière l'enfant pour guider ses mouvements.

L'exercice se fait en trois temps.

1er Temps : Attitude de correction et allongement du buste.

2e Temps : Flexion frontale. 3e Temps : Redressement.

IV. — *Canotage. (Voyez Fig. 14.)* — Nous savons que le rameur tire surtout des reins. Beely, le premier, eût l'idée d'utiliser cet exercice sportif dans le traitement de la scoliose. — Nous y ajoutons un siège à plan incliné, par lequel nous obtenons simultanément une correction statique et une localisation unilatérale de l'effort musculaire.

Ainsi, dans la scoliose lombaire convexe à gauche, le siège sera relevé à gauche. La résistance doit être proportionnelle au développement musculaire de l'enfant : l'exercice, fait pendant 2 à 3 minutes, ne doit jamais produire de fatigue.

Les résultats obtenus par les exercices méthodiques, le massage, la mobilisation et le redressement progressif sont la meilleure condamnation non seulement de l'abus des corsets orthopédiques, mais aussi des méthodes de redressement forcé suivi d'emplâtrement.

Le corset orthopédique ne doit être qu'un appareil destiné à maintenir la correction ; il ne peut avoir la prétention de corriger la déviation rachidienne, moins encore la bosse costale. Il peut être indispensable, lorsqu'il existe des phénomènes de compression, ou lorsque la déviation latérale du buste est si considérable qu'elle devient une nouvelle cause venant augmenter la courbure du rachis.

Tout corset a l'inconvénient de provoquer l'atrophie des muscles, de supprimer la fonction des ligaments et d'exercer des compressions nuisibles sur les organes de la respiration, de la circulation et de la digestion. C'est pour ces raisons que, lorsqu'un moyen de contention est indispensable, nous limitons progressivement le nombre d'heures pendant lesquelles l'enfant portera le corset, jusqu'à ce que, le buste revenu à la position médiane, il soit possible de le supprimer complètement.

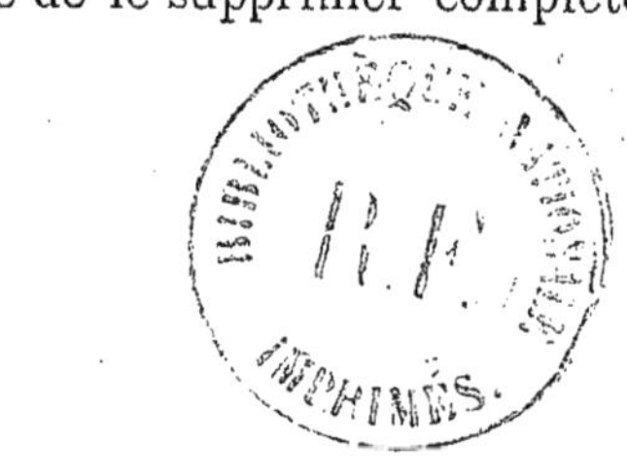

TABLE DES MATIÈRES

CLERMONT-FERRAND. — IMPRIMERIE MONT-LOUIS.
2, rue Barbançon, 2

281

www.ingramcontent.com/pod-product-compliance
Ingram Content Group UK Ltd.
Pitfield, Milton Keynes, MK11 3LW, UK
UKHW020342220726
13923UKWH00004B/1541

9 782019 662684